中醫藥食療手冊

新冠肺炎的預防和復康調理

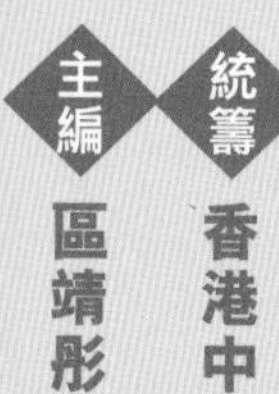

統籌　香港中藥藥劑師協會

主編　區靖彤 博士

萬里機構

《中醫藥食療手冊——新冠肺炎的預防和復康調理》編委會

顧問：

趙中振 教授

主編：

區靖彤

副主編：

周若龍

編輯委員：

許斐、王艷萍、周芝苡、羅潔梅、魏栢儒、羅韶勤、楊慧媚

編輯助理：

周嘉晴、譚倩欣、黃麒銘、蔡慶聞、胡務式、陳芮琳、温劍忠、黃潤沁、鄭智鋒、陳倬賢

統籌機構：

香港中藥藥劑師協會

推薦序

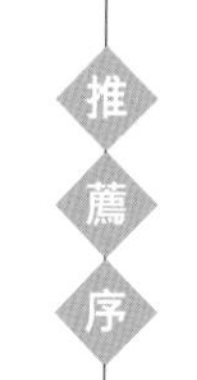

今收到靖彤博士的邀請，希望我能為她主編的《中醫藥食療手冊——新冠肺炎的預防和復康調理》提些修改意見，讀罷數萬字的書稿後，眼前不由浮現出一些昨日往事。

2001 年，是我來港後的第二個年頭，在香港浸會大學中醫藥學院，我們創辦了全港第一個全日制中藥本科課程，這是香港中醫藥高等教育發展史上的一個里程碑。身為課程主任，我迎來香港歷史上第一批中藥本科生，靖彤就是其中的一員。

創辦一個課程，白手起家，一切從零起步，是師生們共同創業。這是一群富有開創精神的年輕人，那是一段艱難的歲月，是一段難忘的創業歷程。2005 年，當同學們走出校門時，我寫下了兩句畢業贈言，互勉之：「域外岐黃先行者，香江中藥後來人」。

令人感到欣慰的是，這批學生沒有辜負我的期望，已經打拼出一番天地，成為了香港中藥行業的生力軍與中堅力量。靖彤與一眾中藥志同道合者創建了「香港中藥藥劑師協會」，致力中藥專業發展，為市民提供更優質的中藥服務。

靖彤是其中畢業生中的一個優秀代表。她品學兼優，畢業時，曾獲一級榮譽學位的優等生，跟隨本人繼續攻讀博士學位；當時，她選擇的研究方向就是與煲湯和涼茶相關的課題；2008 年，她的畢業論文〈客家涼茶的研究〉在世界傳統藥物學雜誌（*Journal of Ethnopharmacology.*）發表，意義非凡。

涼茶，在 2006 年首批被列入國家級非物質文化遺產名錄。嶺南地區環境濕熱，傳統習慣使用涼茶對抗嶺南濕熱之邪，故廣州、香港等地涼茶鋪星羅棋布，涼茶品種更是五花八門，如袪濕茶、火麻仁茶 、五花茶、廿四味等，可以説是應有盡有。

中醫藥在香港的應用，有着廣泛的民眾基礎，可謂「山間滿目皆藥草，生活處處有中醫」。以日常生活中的湯水與藥茶為例，就是最好的體現。「扶正祛邪」是中醫的治療原則，簡言之，即是「補」與「瀉」這兩大治療特點；嶺南地區的「煲湯」與「涼茶」，正好生動呈現何為「補瀉之道」。

食療，孕育於中國傳統文化之中，源遠流長，是中華民族防病、治病、康復、養生的一大特色。中醫強調「不治已病，治未病」，若未病時從日常食療中做起，強壯體魄，預防疾病，人們何苦尋求良藥。

中醫藥是中華文明的瑰寶，得益於豐厚的自然資源與文化資源。以《本草綱目》為例，書中的內容涉及到了中國人的一天、一年，甚至一生，仔細剖析了世界上每個人所遇到的生、老、病、死的大問題。先聖先賢留下的這些寶貴財富，古人可用，今人同樣可用；千百年來的實踐證明，中醫藥護佑了中華民族的繁榮昌盛。

庚子年（2020 年）的新冠疫情，是人類健康史上的一次新挑戰，亦再次向世界證明中醫藥的療效。中醫藥在抗疫過程中不斷借古鑒今，積極求變並與時並進，使中醫藥得以完善和配合現今社會的發展。

最後，藉着此書傳達的中醫藥知識與健康智慧，冀為市民在日常生活應用中醫藥時，提供專業與實用的參考。

先睹為快之餘，樂愛為之序。

祝一代的杏林新綠茁壯成長，願中醫藥為人類的健康事業做出新的貢獻。

香港浸會大學中醫藥學院
講座教授
趙中振
2022 年 4 月

主編序言

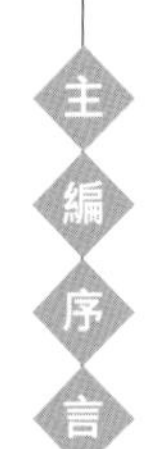

三十日抗疫戰記

「表姐，我中招了，好驚，點算？」

「醫師，救救我呀！」

「區博士，我兩個小朋友測到兩條線，都在發高燒，怎麼辦？」

「我食了兩日連花清瘟膠囊，現在頭很暈，怎麼辦？」……

收到一條一條求助呼喚的信息，視像中一個一個淚崩的畫面，一把把焦慮而飲泣的聲線，不斷在腦海中翻騰着。

新冠肺炎肆虐兩年多，市民反覆在家工作、安排網課等，已經成了習慣。農曆新年時致電國外親友拜年時，得悉不少人也患上新冠肺炎，症狀就像流感般，由於外國不方便購買中藥，我只能透過電話大概了解情況後，建議他們到華人超市購買常用中成藥，如盒仔茶、枇杷膏等。他們服後回饋中藥有一定舒緩作用。

年初六，當我還是意猶未盡的享受着過年團聚的歡樂，突然收到我一名學生的來電，表示他和他的的家人朋友均確診新冠肺炎，入住東區醫院，情況穩定後轉到竹篙灣隔離營。我詳細問及情況，得悉就像一般的感冒，出現咳嗽、發燒、痰多等症狀，情況穩定，在醫院只能接受西藥治療……

過了幾天，突然間收到表妹確診的信息，檢疫中心信息通知，指示她需要留在家中，等候防疫人員配送監察手帶……從電話中，我感到她的徬徨無助。於是，我經網絡方式替她一家三口進行診症，馬上通過點對點的運輸方式把中藥送到她家門。還記得表妹於年初二還與我們一起吃開年飯啊，一下子沒想到疫情原來離我這麼近。

天降大寒，雪上加霜

疫情來勢洶洶，短短幾天，已全面失控，加上香港氣溫驟降至 10 度以下，為疫情增添幾分凄涼。在這時候，收到許斐醫師和黃譚智媛醫生的邀請，參加了「香港註冊中醫學會」和「香港中西醫結合學會」籌辦的義診服務，以及建立中藥藥劑師協會的「抗疫中藥諮詢平台」。由早到晚，電話一直未停，當我開啟視像時看見患者失控無助的狀態，我和許斐醫師感覺前所未有的震驚。當下，我和許醫師須安撫病人，讓他們先冷靜下來，再完成餘下的診症工作。

有的患者家中有嬰兒和長者，情況更加混亂。曾遇到有一名小孩燒熱至 40 度，父母立即到急症室求醫，竟然等上 12 小時後而無功折返；有患者藥石亂投，服用多種退燒西藥，殊不知退燒藥品牌名稱不同，但成份一樣，結果超量服用……因此，除了安撫病人和基本診症外，還花上不少時間做教育工作，告知他們病情的發展、預後（Prognosis）、用藥、膳食指導等。每天處理學校的事務、網診、整理病歷、閱讀文獻、回答病人的諮詢等，一直工作到深夜。

頭三天的病人開始覆診了，反饋服用中藥後明顯改善和舒緩症狀，擔憂的心終於定下來，證明一開始就根據中醫的「辨證論治」才是王道，於是連夜趕做教案，於方劑學的導修課，加插新冠肺炎的治療個案分享內容；在疫情期間進行網課，亦同時邀請學生的家人出席課堂，希望盡力讓更多人士了解此疫情的資訊，減少他們的恐懼和驚慌。這樣，一個星期又過去了。

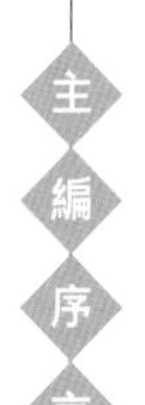

南藥上陣，缺藥不慌

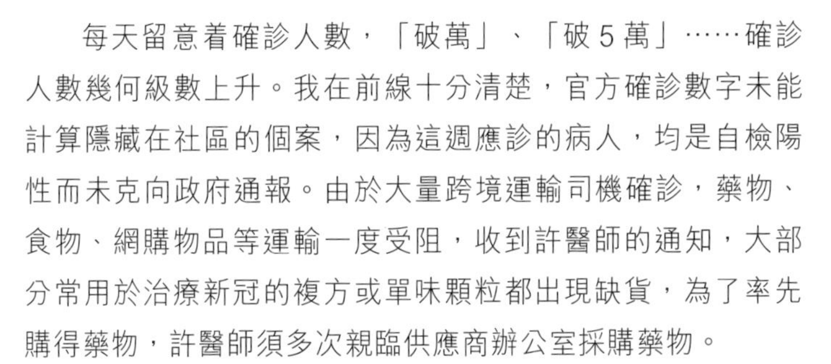

每天留意着確診人數，「破萬」、「破 5 萬」……確診人數幾何級數上升。我在前線十分清楚，官方確診數字未能計算隱藏在社區的個案，因為這週應診的病人，均是自檢陽性而未克向政府通報。由於大量跨境運輸司機確診，藥物、食物、網購物品等運輸一度受阻，收到許醫師的通知，大部分常用於治療新冠的複方或單味顆粒都出現缺貨，為了率先購得藥物，許醫師須多次親臨供應商辦公室採購藥物。

缺藥就如槍枝缺乏彈藥。面對此情此境，中醫是否沒計可施呢？當然不是！是次疫情為「濕毒疫」，嶺南草藥對清熱解毒、祛濕的病證是最拿手的。此外，香港還有本地生產的中成藥，亦能大派用場。如治療喉痛的常用藥決明子、射干早就缺貨，何不改用有相若療效的木蝴蝶、馬勃、崗梅根等；香港本地的中成藥，如三冬茶、盒仔茶、枇杷膏、保濟丸、整腸丸、保嬰丹等，經辨證後對證服用，亦能取得很好的療效。兒童高燒不退，又不願意服藥時，嶺南客家的藥浴方法用於退燒也效如桴鼓。

回歸自然，燃點希望

隨着香港感染人數急增，香港以西醫為主的醫療體系開始崩潰，患病市民無法得到即時適切的治療。有見及此，私營的中醫機構和診所都紛紛開展中醫遙距診療服務，以補充缺口，使香港龐大的中醫醫療團隊在疫情下發揮正面的角色。適逢本人任教的香港高等教育科技學院，正舉辦兩場針對中學的推廣中醫藥講座，便隨即加插了與抗疫相關的中藥科普知識、討論和分享，吸引近 600 名師生參與。

不少患者由於緊張、心理壓力大而導致失眠，從而加重病情，最終決定嘗試中醫治療；亦有不少患者初步確診，或確診十多天只服西藥治療不果，表邪一直未解，還持續發冷、或忽冷忽熱、或咳嗽未止的，主動尋求中醫治療……經此一疫，市民廣泛認知中醫治療的優勢，越來越多市民知道服用中藥後明顯比沒有服用的，有更好的治療效果，症狀舒緩也較快。

這個月的抗疫戰，由宣傳、教育、診症、治療、藥物諮詢服務等領域均參與了，並寫下此文作為人生記錄。隨着本港有更多的中醫同業參與到新冠診治，本以為讓我在繁忙中可以偷出喘氣的時間，突然收到萬里機構致電，商討出版抗疫相關的書籍，本人覺得非常合適，亦有急切需要，特別是在預防和復康方面的參考資訊也十分缺乏。疫情時不我待，稿件將與時間競賽，於是本人聯同香港中藥藥劑師協會及高科院的師生，總結現成的資料，為開展抗疫戰中「預防」和「復康」另一領域而努力！

祝願全體讀者抗疫成功，身體健康。

區靖彤

2022 年 3 月 17 日

目錄

第三章 新冠肺炎的預防食療

第四章 新冠肺炎的復康調理

第五章 新冠肺炎的預後食療

附錄一 抗疫中成藥簡介、成分、應用和注意事項

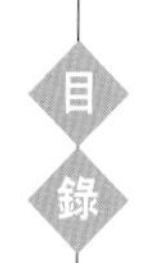

前言

自 2020 年新型冠狀病毒肺炎在全球爆發，至今，受感染人數已達 5 億，並在全球帶走超過 600 萬人，為各國醫療帶來沉重的負擔。

中醫藥在歷史的長河中，一次又一次面對各種疫情，總結了寶貴的經驗，值得我們認真學習和參考。對疫情的防治上，中醫藥能給予人民另一種的處理方法，以積極面對疫情的態度，盡力調整身體的平衡，從而提高自身的免疫力，即使不幸感染疫病，仍有助避免重症或危重症的發生，減少預後（Prognosis）的不適。

本書的編寫經過文獻搜集、數據分析和隨訪等方法，總結出中醫藥對新冠防治的相關方法，包括預防食療、復康調理、預後食療等，作為中醫藥的一份子，希望以自身的專業知識，為廣大市民提供完善和正確的中醫藥訊息，提升用藥安全和對中醫藥的信心。

香港在第五波疫情爆發後，市民開始爭相搶購各種藥物，包括中藥和中成藥，許多市民對有關中成藥缺乏認識，有藥石亂投之弊。有見及此，我們總結了中藥藥劑師協會「抗疫中藥諮詢平台」所收集的常見問題，以及編寫《中藥臨床藥學總論》的藥學經驗，為書本增加兩個附錄，包括抗疫中成藥的介紹和問答，以及中國各省市的中醫藥抗疫預防方藥，供市民快速和正確了解相關知識。

由於疫情資訊零碎，在有限的時間裏，我們已盡力整理和查證書本內容，當中若內容可有偏頗或錯誤，望廣大讀者包涵指正。最後，謹祝廣大讀者身體健康。

編輯委員會

第一章

新冠肺炎簡介

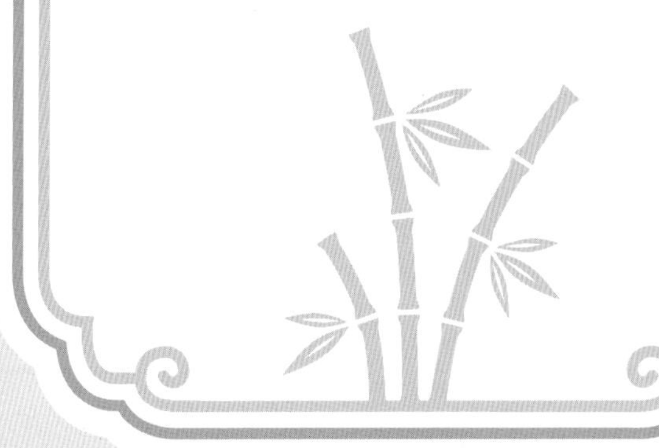

新型冠狀病毒肺炎COVID-19（以下簡稱「新冠肺炎」），是由一種新型冠狀病毒（SARS-CoV-2）感染引起的急性呼吸道傳染病。新冠肺炎疫情不僅對人類帶來健康和生命的傷害，更為世界各國造成了巨大的經濟和社會破壞，對醫療衛生安全體系帶來重大挑戰。

1.1 新冠肺炎的發展概況

2019 年 12 月，湖北省武漢市發現「不明原因肺炎」病例。2020 年 1 月，經全基因組定序初步判定為「新型冠狀病毒」，隨後內地將新型冠狀病毒的基因排序與世界衛生組織分享。由於各國的防疫措施鬆緊不一，疫情擴散得很快，世衛隨後宣佈，新型冠狀病毒是國際關注的突發公共衛生事件，為全球性大流行病，並將該病毒引起的疾病命名為「2019 冠狀病毒病（COVID-19）」。

新冠肺炎的傳染性和致死性都是在傳染病中罕見的，並在 3 個月時間內快速在全球蔓延，截至 2022 年 3 月 31 日，疫情已經波及 223 個國家。全球累計報告新冠肺炎確診病例接近 5 億宗，其中死亡病例超越 600 萬宗，迄今數字仍在繼續攀升中。

香港疫情方面，衛生防護中心正式宣佈有一名於 2020 年 1 月 21 日從武漢出發在深圳北站轉乘廣深港高鐵抵港的中國內地男旅客確診，成為香港首例新冠肺炎確診個案。兩年間香港疫情經歷「邊爐家族」、佛堂、酒吧、跳舞及酒店度假等多個群組反覆爆發，病毒蔓延到安老院舍、食肆、住宅和地盤等不同場所。

隨着新冠肺炎變異病毒株奧密克戎（Omicron）以史無前例的驚人速度在全球擴散，該病毒株於 2022 年初開始在香港擴散，在農曆新年後出現第五波疫情的爆發。截至 2022 年 4 月 2 日，第五波疫情累計檢測陽性個案已超過 115 萬宗，死亡個案超過 7,900 宗，個案死亡率大約 0.7%。Omicron 個案的比例佔香港所有個案的比例從 35% 攀升超過 90%。

全球新冠肺炎疫苗接種數量已高達 112 億 6 千萬劑，疫苗完整接種人口百分比為 64.4%（以每人最少接種一劑新冠肺炎疫苗計算）。全球每天接種大約 1563 萬劑。但在低收入國家，只有 14.4% 人口接種了至少一劑疫苗。

就表 1.1 數據而言，接種疫苗人口百分比最多的國家 / 地區依次為中國、南韓、中國香港和英國，分別達到 88.8%、85.9%、76.5% 和 74.0%；而個案死亡率較低的國家 / 地區依次是南韓、中國香港、英國和中國，其百分比分別是 0.1%、0.7%、0.8% 和 0.9%。這説明了接種疫苗比率和個案死亡率有負相關的趨勢，即是疫苗接種人口百分比愈高，出現個案死亡率愈低的趨勢。

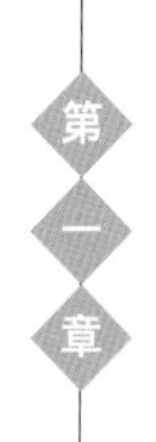

表 1.1 ：世界各地疫情相關資料統計

	感染人數	疫苗接種人口百分比	死亡病例	個案死亡率	死亡數 / 每 10 萬人口
中國	1,400,358	88.8%	12,583	0.9%	0.90
南韓	13,639,915	85.9%	16,929	0.1%	32.74
中國香港	1,163,238	76.5%	7,945	0.7%	103.0
英國	21,379,545	74.0%	166,168	0.8%	247.2
美國	80,140,309	66.0%	982,371	1.2%	299.28
印度	43,027,035	60.1%	521,264	1.2%	38.15
印尼	6,015,748	58.1%	155,164	2.6%	57.34
全球	490,063,217	64.4%	6,149,935	1.25%	77.49

（數據來自 Johns Hopkins University of Medicine, Coronavirus Resource Centre，截至 2022 年 4 月 2 日）

1.2 中國和香港特別行政區應用中醫藥抗疫的概況

要走出疫情困境，除了靠接種疫苗降低重症及死亡率外，提升個人免疫力才是對付不停變種的病毒的重要方法，正如中醫理論所云「正氣存內，邪不可干」。中醫藥在 2003 年對抗非典肺炎（SARS）過程中，累積了不少經驗。對今次新冠疫情，中國內地使用中醫藥在預防、治療和復康方面都取得明顯的療效。

世界衞生組織於 2022 年 3 月 31 日發表報告，指出中醫藥治療新冠肺炎安全有效，能降低普通型病例轉為重症、縮短病毒清除時間、改善輕型和普通型患者的預後（Prognosis）。報告同時建議世衞成員國可考慮將傳統醫學納入新冠肺炎臨床管理規劃，有效管理當前疫情，並對未來可能發生的大流行做好準備。

❶ 預防

中醫學理論強調「治未病」的思想，向來提倡「未病先防、既病防變」的原則，認為採取預防性治療才是保持健康的上策，這亦是未來醫療發展的方向。

在國內，國家中醫藥管理局將中醫藥納入「四早」（即早發現、早報告、早隔離、早治療），充分發揮中醫治未病作用，指導各地結合當地氣候和人群體質特點，制定中醫藥預防方案。對集中隔離的密切接觸者和次密接觸者，以「點開藥到」為目標，第一時間進行中醫藥預防干預，確保中藥「應服盡服」、「能服盡服」。

各地區中醫機構都按照中醫藥預防方案為門診患者及醫務人員提供和配製預防新冠肺炎的「大鍋湯」、方劑、香囊

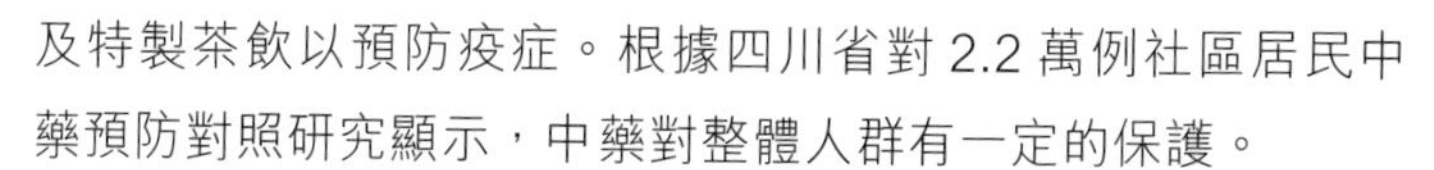

及特製茶飲以預防疫症。根據四川省對 2.2 萬例社區居民中藥預防對照研究顯示，中藥對整體人群有一定的保護。

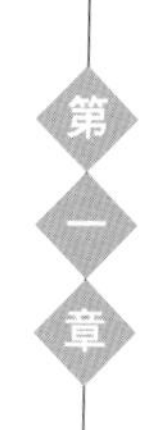

香港方面，特區政府通過中醫藥發展基金，積極資助及推動中醫藥界向市民廣泛推廣中醫藥防疫知識、資助中醫感染控制培訓項目、資助中醫診所提升感染控制設備、宣傳中醫藥多方位（推拿、氣功、食療等）預防新冠肺炎。各中醫機構亦設計了不同藥膳方分享予公眾參考應用。

② 治療

國家衞生健康委員會和國家中醫藥局聯合發佈《新型冠狀病毒肺炎診療方案（ 試行第三至第九版）》均將中醫藥治療方案納入，內地醫院使用「三藥三方」（即金花清感顆粒、連花清瘟膠囊、血必淨注射液和清肺排毒湯、化濕敗毒方、宣肺敗毒方）抗擊疫情並得到各地區廣泛認可。根據《湖南省新型冠狀病毒肺炎患者中醫藥救治情況分析報告》顯示，中醫藥治療參與率逐漸提高，中成藥、湯劑、茶飲皆有良好效果。現時中國各地區都會向市民提供符合地域及症狀的相關方劑建議，如：香砂六君子湯、沙參麥冬湯、生脈飲等。

隨着中醫藥參與率的提升，有研究指出中醫藥治療（湯劑 + 成藥）較使用西醫療法效果更顯著，而受疫情波及的患者平均住院日數基本均有縮短趨勢。

香港方面，自疫情開始到第四波，新冠臨床治療一直以西醫為主，直到 2022 年 2 月第五波大爆發，醫院、隔離設施等地方爆滿，大量患者只能居家隔離，醫療系統面臨崩潰，中醫藥的治療方式才逐漸在抗疫道路中被廣大使用。香港中醫團體和機構、私營中醫診所（包括註冊中醫學會、中西醫結合學會、中醫藥聯合總會、香港浸會大學中醫門診部等）相繼自發組織提供免費的中醫藥遙距診斷服務，以解決社會的燃眉之急。

在食衞局的支持下，醫管局推展不同中醫藥服務，包括在社區治療設施 / 北大嶼山醫院香港感染控制中心推出「住院病人中醫特別診療服務」、在社區隔離設施分發抗疫中成藥及設立免費中醫諮詢服務」熱線、動員社區中醫服務提供者參與「安老院舍中醫診療服務」，為確診的安老院舍院友及院舍職員提供遙距中醫診症或外展中醫及中藥配送服務等，並資助中醫師為於家居的 2019 冠狀病毒病檢測陽性人士提供免費中醫遙距診症服務及提供中藥配送服務。同時，國家派出中醫專家及團隊到港支援，在藥物短缺時，由國家送出抗疫中成藥「連花清瘟膠囊」、「金花清感顆粒」及「藿香正氣片 / 膠囊」作為應急治療之用。

③ 復康

除了治療外，中醫藥在復康也發揮了重要的角色。國家中醫藥管理局已發佈推廣《新型冠狀病毒肺炎恢復期中醫康復指導建議》和《新冠肺炎出院患者主要功能障礙康復治療方案》，讓患者康復後亦可根據建議採用適宜的方法自我調理身體。

中醫藥對於患者心肺功能損傷、消化功能下降及睡眠情緒障礙等方面有較為明顯改善作用。2021 年 7、8 月在江蘇開展的 240 例病例的隨機對照顯示，在現代心肺功能的康復基礎上，透過中醫辨證使用中藥、針灸、太極拳等綜合康復方案，可以改善失眠、乏力、食慾不振、咳嗽等症狀，明顯提高了這些患者出院後三到六個月的心肺功能，促進了肺部炎症吸收，減少核酸的復陽率，顯示了中醫藥在新冠肺炎康復期的綜合干預優勢。

在香港，醫管局轄下 18 間中醫診所暨教研中心會提供

「中醫門診特別診療服務」，為出院病人或已隔離人士提供十次免費中醫藥復康服務以幫助復康。多間大學或民間中醫機構亦設計了一些適合新冠肺炎康復期調理的湯水讓公眾自行在家煎煮。

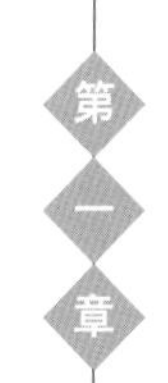

1.3 其他各國或地區使用中醫藥防疫政策或民間措施

	中醫藥防疫政策或民間措施
日本	日本中醫協會積極宣傳防疫、養生知識，提供獨特的中醫抗疫援助，開設中醫藥防疫抗疫講座，公開私人診所、藥局的店舖信息，方便人們就醫，繼而採取了中西藥結合進行抗疫。
南韓	韓醫在疫情爆發一開始就設立遠程醫療中心，採取了遠程治療模式和草藥（韓藥）使用指導。但由於監管問題，韓醫只能服務於輕度或康復患者。
其他東南亞地區	新加坡、馬來西亞、泰國等亞洲國家在疫情上逐步使用中醫藥，並且與西藥結合使用，而菲律賓、印度等國家開始擬定中醫診療方案，確切落實中醫藥治療方式，大量採購或接受中國抗疫中成藥，結合各國專家之間的交流以及指導，逐漸加入用藥過程。甚至部分國家、地區例如泰國當地中醫採取贈送茶飲、食療以提高民眾免疫力。

美國	雖然仍以西醫為主導，部分美國民眾自主採取了中西醫結合的治療措施。全美中醫藥學會（ATCMA）則積極與其他醫療行業進行合作抗疫，及時收集和更新疫情消息。在相關法律的規定下，指導中醫行業各專業人員應對疫情、保護和診治方法。
歐盟	在西醫的共同作用下，與中國和其他國家的專家開展中醫藥學術交流，吸取中醫藥抗疫經驗，採取廣播意識措施，通過中醫的角度讓市民了解病毒，傳達中醫知識和可行的預防措施，提供中藥上門的服務。當地中醫藥學會還採取免費發放中藥茶飲的方式提高當地民眾的免疫力，發揮中醫藥的積極作用。
英國	相關中醫藥機構提倡中西醫結合進行抗疫。而各地區中醫診所、機構自發採取遠程診療方式，了解病情和贈藥。同時與各國其他中醫藥專家進行交流和吸取抗疫經驗，宣傳中醫藥抗疫有效性，並自發設立「英國中醫志願抗疫行動」為市民服務。

1.4 中醫食療對新冠肺炎預防和復康的意義

食物是維持生命的必需品，不但可以補充身體的能量，更可以給予精神的滿足感，並可以通過食療得以緩解病證及平衡體質。與其隨隨便便一頓飯，倒不如選擇一些適合自己體質的食療，調理自己的身體。

中醫食療學是在中醫藥理論指導下，研究食物的性能、

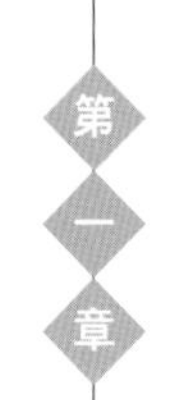

配伍、製作和服法，以及食物與健康的關係，並使用食物來維護健康和防治疾病的一門學科，內容包括食物療法和藥膳療法。「食療」有別於「藥療」，前者較為溫和，後者更具針對性。《備急千金要方》中曾指出：「夫為醫者，當須先洞曉病源，知其所犯，以食治之。食療不愈，然後命藥。」這表明了要治療疾病，應先採用食療，如果無效，才使用藥物治療。

由於食療選用的大部分中藥的藥性都是溫和，不良反應會較少，因此適合各類人群使用。除了治療外，中藥食療調理也有助身體的康復。鑒於現時醫療資源不足，大部分的確診者只能遵從「居安抗疫計劃」在家自我治療。加上在《社交距離措施》的執行下，禁止晚市堂食，增加了市民在家煮食的機會。此外，大部分患者都是感染病徵較為輕微的 Omicron 病毒，而食療正適合這些病徵輕微或進入康復期的病人服用，以達至扶正祛邪，恢復健康。因此現在正是一個適當的時機去體現「中醫食療」的優勢，通過「九型體質」分類，找到對應病症及體質的食療，調理身體，對抗新冠肺炎。

• 第二章 •

中醫對新冠肺炎的理解

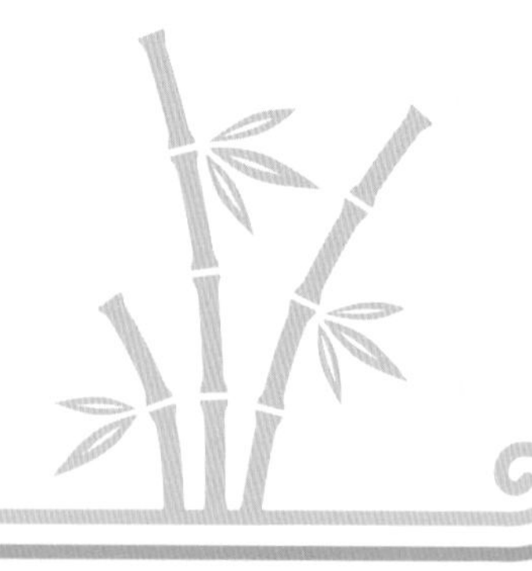

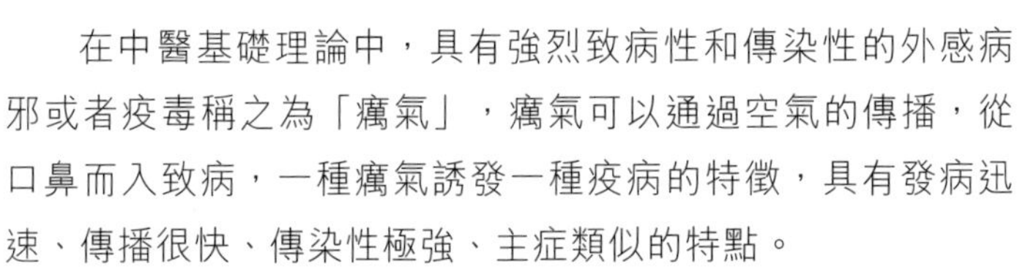

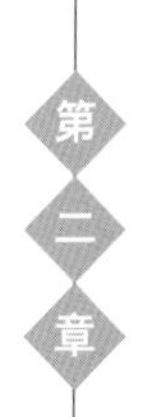

在中醫基礎理論中，具有強烈致病性和傳染性的外感病邪或者疫毒稱之為「癘氣」，癘氣可以通過空氣的傳播，從口鼻而入致病，一種癘氣誘發一種疫病的特徵，具有發病迅速、傳播很快、傳染性極強、主症類似的特點。

新冠肺炎屬中醫的「疫病」、「疫癘」和「瘟疫」範疇。王玉光等學者蒐集200餘例患者的中醫資料，以舌苔厚膩為典型表現，病機屬性為「濕」，因此中醫普遍認為，新冠肺炎為「濕毒疫」，病程也表現出濕邪重濁黏滯和病情纏綿的特徵。新冠肺炎從中醫角度分析其基本病機為疫毒外侵、肺經受邪、及正氣虧虛，情況複雜多變，因人而異，但可概括為「濕、寒、熱、毒、瘀和虛。」

面對新冠疫情患者出現不同的表現，中醫是透過辨證論治的核心指導，施以中藥治療。市民不應在沒有中醫師或中藥藥劑師的指導下，單靠臨床病症而盲目服藥進行治療，不單影響藥效，還有貽誤病情之虞。

2.1 新冠肺炎的臨床症狀

原始新冠病毒及其變異株均都有不同的病症和臨床表現，原始新冠病毒株發病的臨床症狀較為嚴重，因此較易變化成重症或危重症；然而，其變異株 Delta 及 Omicron 的臨床症狀較輕，情況猶如輕至重度的感冒症狀，患者一般經過治療和足夠的休息，便可痊癒。根據《報導者》和《康健雜誌》的資料，原始新冠病毒株與 Delta 和 Omicron 變異株的症狀比較如下：

	原始新冠病毒株	主要新冠病毒變異株	
		Delta（症狀像重感冒）	Omicron（症狀像輕感冒）
共同症狀	發燒、咳嗽、鼻塞 / 流鼻水、呼吸急促、肌肉酸痛、疲倦感		
不同症狀	喉痛	喉痛	輕微喉痛
	頭痛	頭痛	輕微頭痛
	嗅味覺喪失	-	-
	發冷	-	-
	呼吸困難	呼吸困難	-
	腹瀉 / 腹痛	-	輕微腹瀉 / 腹痛
	-	-	夜間流汗（盜汗）
	血氧下降	-	-

2.2 新冠肺炎的發病過程

不管原始病毒株或其他變異株，中醫角度分析的病理核心都是一樣的，且根據國家衞生健康委員會的《新型冠狀病毒肺炎診療方案》試行第七版到第九版在中醫治療的方案並沒有做太大的調整，其發病可分為 3 個階段，包括觀察期、患病期（輕型、普通型、重型、危重型）及恢復期。

① 觀察期（懷疑感染但未確診）

觀察期可依照不同的臨床表現，歸類為「乏力伴胃腸不

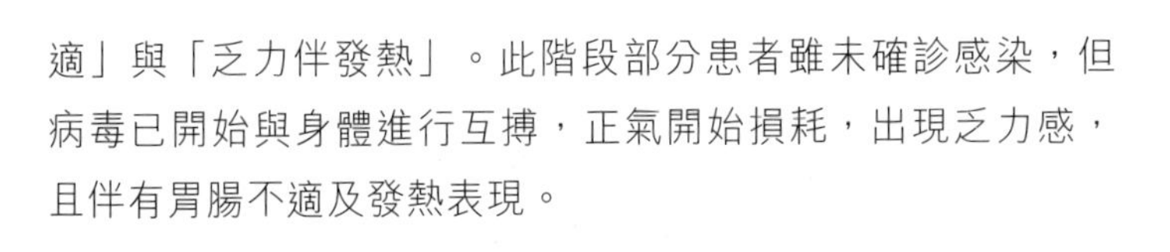

適」與「乏力伴發熱」。此階段部分患者雖未確診感染，但病毒已開始與身體進行互搏，正氣開始損耗，出現乏力感，且伴有胃腸不適及發熱表現。

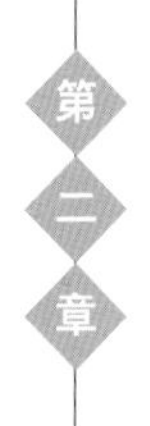

臨床表現	證候	病因
乏力伴胃腸不適	外感濕邪	外感濕邪為患，影響脾胃運化功能
乏力伴發熱	外感風熱	病邪客區於肺衛
	風熱襲肺	熱毒病邪損傷肺陰

② 患病期（輕型）

患病期的輕型患者多表現在寒濕表證，或者入裏化熱，成為濕熱證。濕邪最易傷及脾胃，故部分患者會有胃腸道不適；從衛氣營血辨證而言，此階段基本不會涉及較嚴重的血分證候，病邪僅在較輕的氣分留連。輕症患者常見以下兩種中醫證候：

證候	病因
寒濕鬱肺	寒濕疫毒閉肺困脾，外感濕邪阻滯中焦氣機
濕熱蘊肺	濕邪疫毒犯表，鬱於肺衛，不解而化熱，則濕熱纏綿為患

③ 患病期（普通型）

患病期的普通型患者臨床表現多為發熱、乾咳、肌肉疼痛、乏力等衛表證。普通型患者常見以下三種中醫證候：

證候	病因
濕毒鬱肺	濕邪疫毒與裏熱持續纏綿，濕從熱化，最終熱勢漸盛，濕熱鬱閉肺氣
寒濕阻肺	外感寒濕疫毒久羈不去，纏綿蘊阻，但熱勢不明顯
疫毒夾燥	燥邪傷肺，使肺陰受損，宣降失司，損傷肺絡

④ 患病期（重型）

患病期的重型患者往往存在着血瘀證和急性虛證。疫毒閉肺，瀰漫三焦，氣血兩燔。重型患者常見以下兩種中醫證候：

證候	病因
疫毒閉肺	疫毒蘊鬱之濕熱毒邪不解，深伏於內而不能發越於外，濕熱化火成毒，鬱閉肺竅
氣營兩燔	疫毒蘊鬱之濕熱毒邪不解，濕熱之邪持續亢盛，燔灼燎逼

⑤ 患病期（危重型）

患病期的危重型患者多是疫毒機勝，以致邪勝正衰，疫毒內陷。危重型患者常見以下一種中醫證候：

證候	病因
內閉外脱	由於熱邪壅閉，嚴重耗傷氣陰營血，邪熱內陷心包，最終導致邪熱內閉，正氣外脱，熱擾心神

6 恢復期

大病初癒的患者因耗氣傷陰和耗損正氣，使初癒後患者無力祛除痰瘀等病理產物，故恢復期多是「濕、熱、毒、痰、瘀」等餘邪未盡，兼有諸臟腑之虛損。恢復期患者常見以下兩種中醫證候：

證候	病因
肺脾氣虛	若諸邪為患日久，初癒後一時正氣虧虛，常見肺、脾氣虛
氣陰兩虛	若因諸邪為患，其中疫毒火熱之邪煎熬，嚴重耗散氣陰

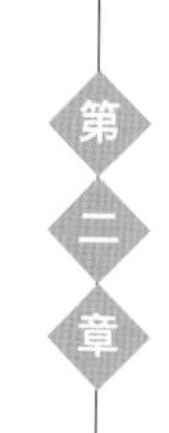

2.3 不同階段的證候、臨床表現、舌脈象之總結表

		證候	臨床表現	舌診	脈象
觀察期		外感濕邪	整體乏力、腸胃不適	舌苔薄白膩	右關浮取濡脈
		外感風熱	整體乏力、發熱、少汗、咽喉紅腫不舒、輕咳少痰	(不詳)	右寸浮取滑數脈
		風熱襲肺	整體乏力、發熱惡風、頭痛、咽痛、鼻塞濁涕、咳嗽	(不詳)	右寸浮取明顯滑數且脈動黏膩
患病期	輕型	寒濕鬱肺	發熱、乏力、周身酸痛、咳嗽、咯痰、胸緊憋氣、納呆(食慾不振)、噁心、嘔吐、大便黏膩不爽	舌質淡胖有齒痕/淡紅、苔白厚腐/白膩	脈濡/滑
		濕熱蘊肺	低熱/不發熱、微惡寒、乏力、頭身困重、肌肉酸痛、乾咳痰少、咽痛、口不乾不欲多飲、伴有胸悶脘痞(胃脘部飽脹,滿悶不舒)、無汗/汗出不暢、見嘔惡納呆、便溏/大便黏滯不爽	舌淡紅、苔白厚膩/薄黃	脈滑數/濡
		濕毒鬱肺	發熱、咳嗽痰少、有黃痰、憋悶氣促、腹脹、便秘不暢	舌質暗紅、舌體胖、苔黃膩/黃燥	脈滑數/弦滑

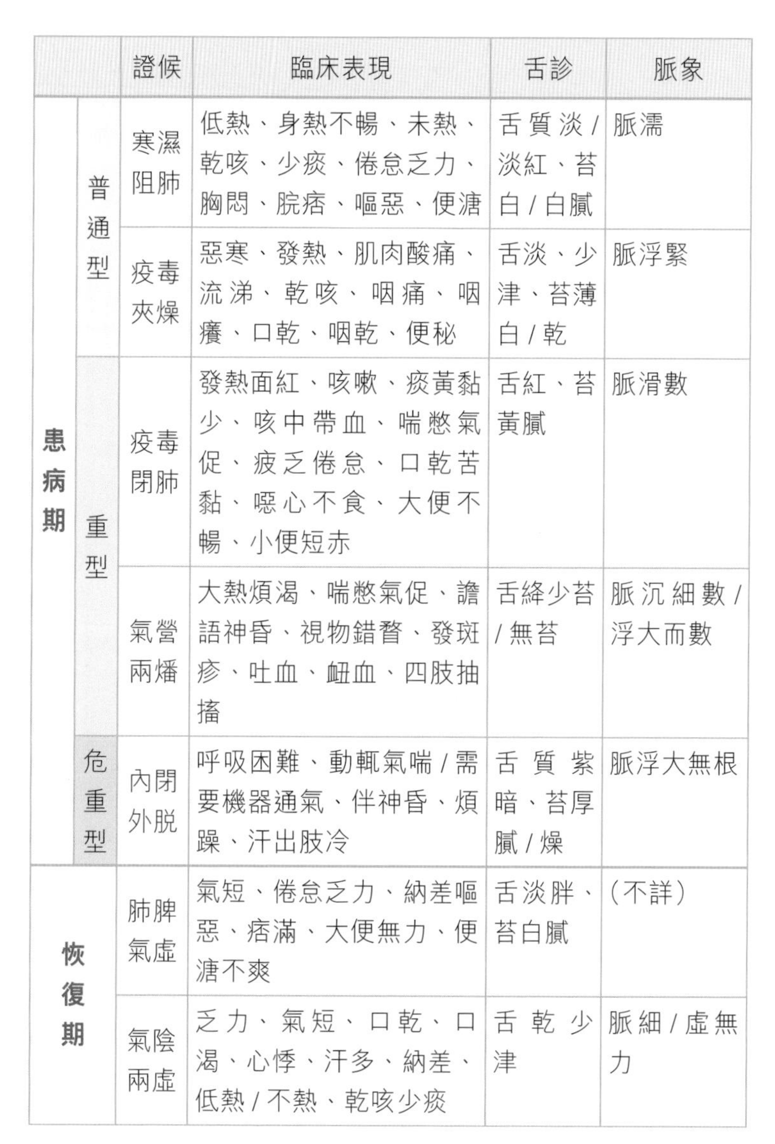

		證候	臨床表現	舌診	脈象
患病期	普通型	寒濕阻肺	低熱、身熱不暢、未熱、乾咳、少痰、倦怠乏力、胸悶、脘痞、嘔惡、便溏	舌質淡 / 淡紅、苔白 / 白膩	脈濡
		疫毒夾燥	惡寒、發熱、肌肉酸痛、流涕、乾咳、咽痛、咽癢、口乾、咽乾、便秘	舌淡、少津、苔薄白 / 乾	脈浮緊
	重型	疫毒閉肺	發熱面紅、咳嗽、痰黃黏少、咳中帶血、喘憋氣促、疲乏倦怠、口乾苦黏、噁心不食、大便不暢、小便短赤	舌紅、苔黃膩	脈滑數
		氣營兩燔	大熱煩渴、喘憋氣促、譫語神昏、視物錯瞀、發斑疹、吐血、衄血、四肢抽搐	舌絳少苔 / 無苔	脈沉細數 / 浮大而數
	危重型	內閉外脱	呼吸困難、動輒氣喘 / 需要機器通氣、伴神昏、煩躁、汗出肢冷	舌質紫暗、苔厚膩 / 燥	脈浮大無根
恢復期		肺脾氣虛	氣短、倦怠乏力、納差嘔惡、痞滿、大便無力、便溏不爽	舌淡胖、苔白膩	（不詳）
		氣陰兩虛	乏力、氣短、口乾、口渴、心悸、汗多、納差、低熱 / 不熱、乾咳少痰	舌乾少津	脈細 / 虛無力

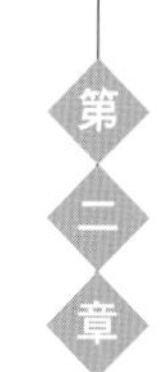

第三章

新冠肺炎的預防食療

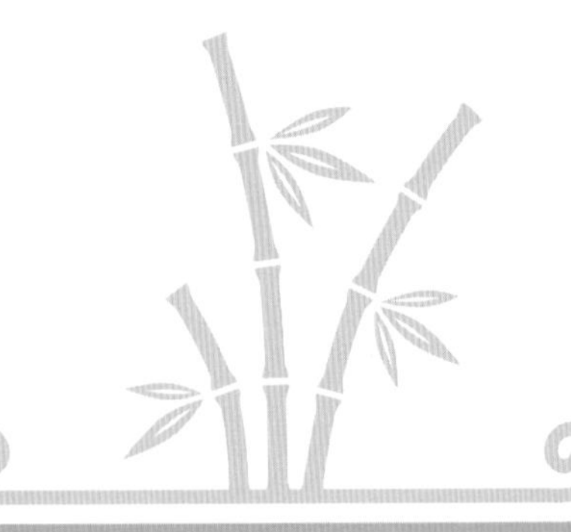

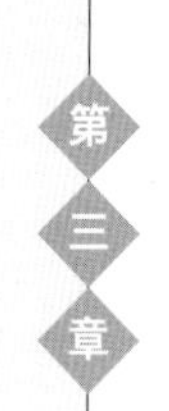

《醫宗金鑑・傷寒心法要訣》云：「六氣之邪，感人雖同，人受之而生病各異者，何也？蓋人之形有厚薄，氣有盛衰，臟有寒熱……是以或從虛化，或從實化，或從寒化，或從熱化。」意思是體質因素主要對疾病傳變發生作用。因此，同一家人染疫，各人的病症卻不同。

中醫認為體質是指人體生命過程中，在先天稟賦和後天獲得的基礎上所形成的形態結構（精）、生理功能（氣）和心理狀態（神）方面綜合而相對的固有特質。透過食療方法，寒者熱之、熱者寒之，實者瀉之、虛者補之，燥者潤之、濕者燥之的方法，可改善偏頗的體質，以達到預防疾病的目的。

3.1 九型體質理論的基礎

自 20 世紀 70 年代末，由北京中醫藥大學王琦教授等多位學者所提出的 7 種中醫體質類型（正常質、氣虛質、陰虛質、陽虛質、痰濕質、濕熱質、瘀血質），得到廣泛認同與應用；及至 2005 年，王琦教授等更在原有分類法的基礎上，透過文獻研究、流行病學調查分析，涵蓋 21,948 例，結合臨床觀察及古代和現代體質分類認識，對原有的七分法進行增補，總結出中醫體質分為 9 種基本類型，即平和質、氣虛質、陽虛質、陰虛質、痰濕質、濕熱質、瘀血質、氣鬱質及特稟質，而同一個人可以兼有兩個或以上的體質類型，如陰虛兼濕熱、陽虛兼痰濕等，更合理、全面地反映體質類型，而這體質分類亦是近二十年在臨床和行業內得到廣泛應用。

3.2 九型體質理論的研究和應用

本港有研究結果，利用王琦教授的九型體質量表（香港版），比較 2012 年 2 月及 2020 年 1 至 3 月（即新冠肺炎香港爆發初期）香港人口的體質分佈比例（見表 3.1）。研究結果顯示兩段期間，香港人中醫體質分佈有所轉變，2012 年香港人口以平和質為主；而 2020 年疫情期間，受訪的香港人士體質偏向陽虛、濕熱、血瘀或痰濕等偏頗體質為主。

表 3.1：比較 2012 年冬季及 2020 年年初香港人口的體質分佈比例

王琦九型體質量表（香港版）判定體質	2020 年 2 月 百分比（%） n=135#	2012 年 1-3 月 百分比（%） n=3301	相差 百分比 （%）
平和質	1.33	37.47	-36.14
氣虛質	11.89	4.12	+7.77
陽虛質	14.37	3.06	+11.31
陰虛質	11.39	1.58	+9.81
痰濕質	12.51	1.24	+11.27
濕熱質	13.64	2.48	+10.94
血瘀質	13.42	1.82	+11.60
氣鬱質	9.96	1.51	+8.45
特稟質	11.49	2.00	+9.49
多於一種偏頗體質	NA	43.29	+43.29
末有任何體質	0	1.42	+1.42

#2020 年的體質研究人數較少，結果可能存在偏倚。

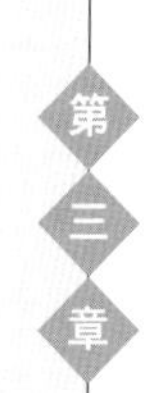

早在《黃帝內經》就已經提出「治未病」的預防疾病的理論。疾病出現主要關係到身體內的邪陣的盛衰。正氣不足往往會比較容易出現疾病，故此我們需要增強人體的正氣，方可達到「正氣存內，邪不可干」。中醫體質理論認為，體質的形成既與先天稟賦有關，亦與後天獲得有關，説明體質既具有相對穩定性，又具有一定的動態可變性，展現了體質的可調性。採用相應的養生方法和措施，包括飲食調養、穴位按摩等，通過調節體質、改善體質狀態及辨體質論治，可以對疾病作出適當的預防及控制，減低發病機率，並使疾病快速向痊癒轉變，也是中醫治未病的重要手段。

雖然九型體質均能感染新冠肺炎，但與中醫體質分佈規律有一定關聯。根據疫情期間發表的新冠患者中醫體質分布研究的結果顯示，新冠患者的體質多以痰濕質、氣虛質、濕熱質、陰虛質為主，這些體質人士可能較易感染新冠病毒，故根據體質進行預防性的飲食調養，或有助預防感染。

3.3 中醫飲食調養與預防

《黃帝內經》提出「毒藥攻邪，五穀為養，五果為助，五畜為益，五菜為充，氣味合而服之，以補精益氣」的飲食調養的基本原則。而藥食同源、藥食同功的概念，亦是中國傳統飲食文化的重要組成部份。根據個人的體質特點，使用相應的藥及飲食，以糾正其體質之偏倚。

以下根據九型體質特點，詳細總結了各體質的後天形成因素對預防新冠疫情的飲食治療方向及相關重點食療方，供讀者參考。若對自身體質和情況有任何疑問，使用中藥作預防前，可先諮詢中醫師及中藥藥劑師的專業意見。

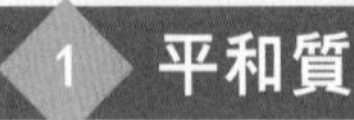

平和質者陰陽氣血調和，平素患病較少，即使患病康復較快。雖然平和質是一種健康體質類型，但若不注意節制飲食、恣情縱慾，將轉化為偏頗體質。

體質特徵	陰陽氣血調和，以體態適中、面色紅潤、精力充沛為主要特徵
形體特徵	體型勻稱健壯
常見表現	面色潤澤，頭髮稠密有光澤，目光有神，嗅覺通利，唇色紅潤，精力充沛，耐受寒熱，睡眠良好，二便正常，舌色淡紅，苔薄白，脈和有力
心理特徵	性格隨和開朗

飲食治療方向

脾為後天之本，重在維護脾胃平和即可，藥膳食材局限較少，宜選用補氣健脾的食物，但需注意避免選用大熱大寒，過補過瀉之品。

補氣健脾

(懷)山藥

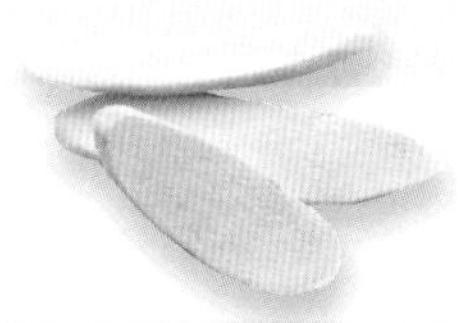

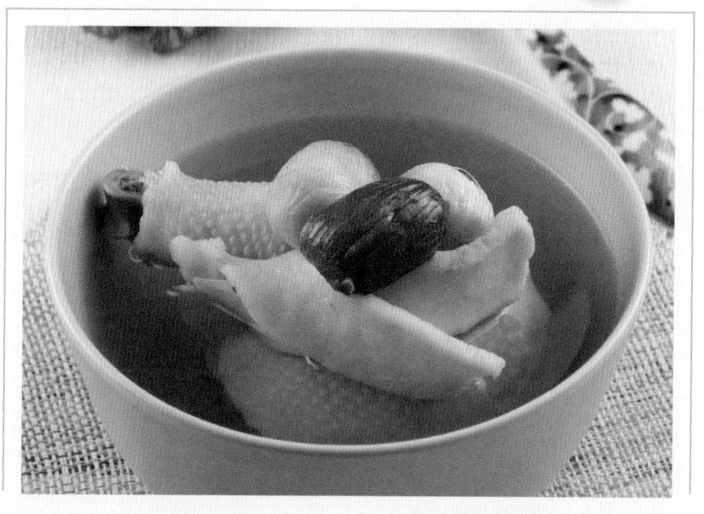

懷山栗子鮮雞湯 —— 健脾補益・開胃消食

【用途】 適用於脾胃虛弱，胃口欠佳，消化不良。

【材料】 光雞1隻，生切(懷)山藥20克，栗子100克，蜜棗2顆，鹽適量。

【做法】 (懷)山藥洗淨，放水中浸泡30分鐘。栗子剝去硬殼，放熱水中浸泡，除去外皮，洗淨。雞除去內臟，洗淨，斬件，汆水。將以上材料放煲內，加適量水，大火煮滾，改小火煮2小時，下鹽調味。

【食用】 佐餐食用。

補氣健脾

蓮子

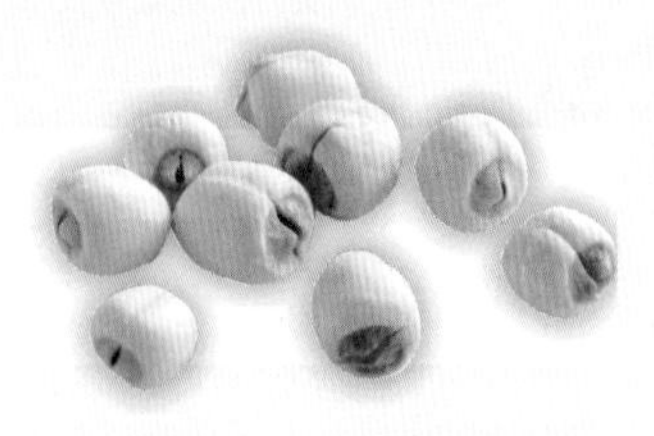

八寶素湯 健脾益胃

【用途】 適用於脾胃虛弱者。

【材料】 栗子100克，蓮子、芡實各25克，白果10顆，冬菇15克，雪耳12克，無花果、蜜棗各3顆，陳皮1塊，鹽適量。

【做法】
1. 蓮子、芡實、無花果、蜜棗洗淨。
2. 白果去殼去衣，洗淨；雪耳泡發，去蒂撕成小朵，洗淨；冬菇洗淨，浸泡；栗子去殼去衣，洗淨；陳皮浸軟，去瓤後洗淨。
3. 陳皮放進鍋內，加入適量清水，用大火煮沸後，加入餘下所有材料，煮10分鐘後，改用小火煮2小時，下鹽調味即成。

【食用】 佐餐食用。

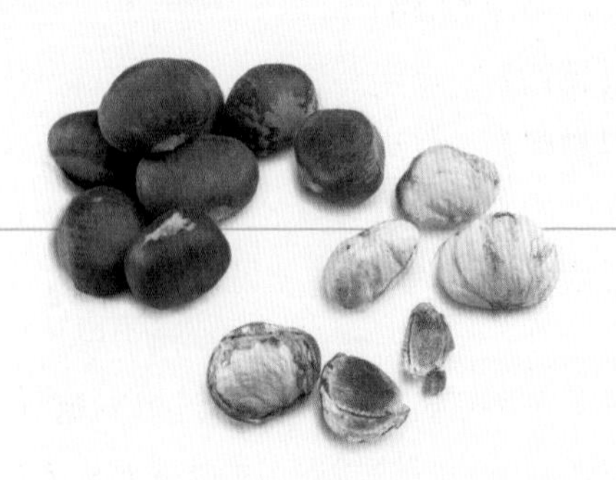

補氣健脾

靈芝

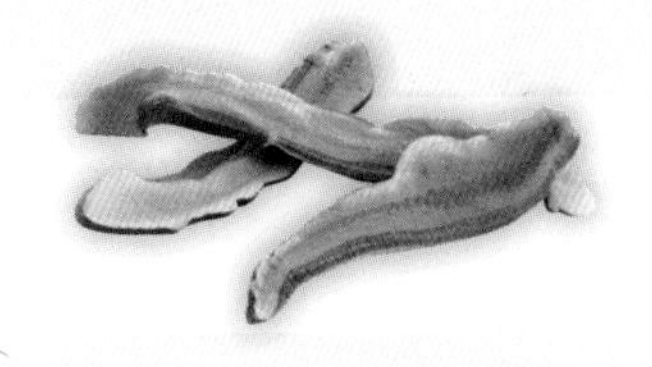

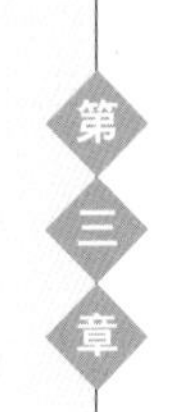

三棗靈芝茶

益氣養血 ・ 養顏除皺

【用途】 適用於精神稍欠佳者。

【材料】 靈芝 10 克，紅棗、黑棗、蜜棗各 3 顆。

【做法】 1. 材料洗淨，瀝乾水分。紅棗去核。

2. 所有材料加水煎服。

【食用】 代茶飲，每日 1 劑。

補氣健脾

茯苓

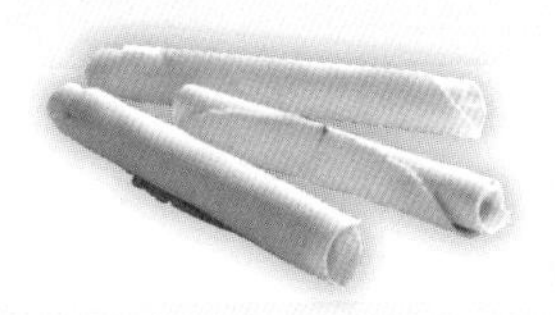

紅蘿蔔茯苓雞湯

健脾安神 ・ 養肝明目

【用途】 適用於食少，乏力，睡眠欠佳，目澀眼矇。

【材料】 雞 1 隻，紅蘿蔔 200 克，茯苓 50 克，鹽適量。

【做法】 1. 茯苓洗淨；紅蘿蔔去外皮，洗淨後切片。

2. 雞除去內臟，洗淨後汆水備用。

3. 以上材料放進鍋內，加入適量清水，用大火煮沸後，改小火續煮 2 小時，下鹽調味即成。

【食用】 佐餐食用。

補氣健脾

人參

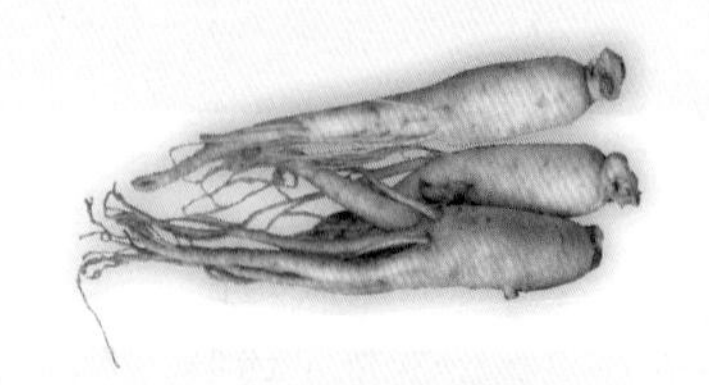

人參雞火鍋 ——養氣養陰・生津

【用途】 適用於疲勞，口乾，傷神，眼乾，睡眠欠佳者。

【材料】 雞肉 1500 克，水發海參、牛環喉各 200 克，豬瘦肉、豬脷、紅蘿蔔、萵筍各 150 克，豆苗 100 克，人參 10 克（鮮人參 20 克），薑 20 克，葱 15 克，上湯 2500 毫升，冰糖、花椒、胡椒粉、料酒、生抽、鹽各適量。

【做法】
1. 人參洗淨，用少許水煮一下，撈出切片，再放回原鍋中煮 15 分鐘，撈出放碗中仍以原湯泡好；紅蘿蔔、萵筍洗淨，去皮，切片；豆苗洗淨；薑拍破，葱切段。
2. 雞肉洗淨，瀝乾水分，切塊，汆燙撈出；豬瘦肉去筋膜，汆燙撈出切片；豬脷刮洗淨，汆燙；海參洗淨，切片，泡水；牛環喉撕去皮、筋，剖開，切成長條。
3. 以上各料除雞塊和人參片外，分別裝入盤中上桌備用。
4. 燒熱油鑊，爆香薑、葱、花椒，繼下雞塊、鹽、生抽、料酒、冰糖，稍炒片刻，加上湯燒開，放胡椒粉，燒沸 10 分鐘，便可燙食各種用料。可用麻油、蒜泥、醋、鹽拌味碟，蘸食並飲湯。

【食用】 可分餐佐食。

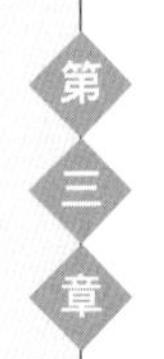

2 氣虛質

氣虛質的形成是由於後天失養或病後氣虧。後天失養主要體現攝食不足，或脾、肺、腎等臟腑功能減退，會導致脾失健運，氣血虧損，正氣不足；而病後氣虧屬大病之後各臟腑未能得到足夠物質供養，導致正氣得不到補充。

體質特徵	肺氣腎氣不足，易患外感
形體特徵	肌肉不健壯
常見表現	平素語音低怯，氣短氣促，懶言少語，容易疲乏，精神不振，易出汗，舌淡紅，舌體胖大，脈象虛緩。（次要表現：面色偏黃或白，目光少神，口淡，唇色少華，毛髮不華，頭暈，健忘，大便不成形，小便偏多）
心理特徵	性格內向、情緒不穩定，膽小不喜歡冒險。

飲食治療方向

此體質應培補元氣，補肺健脾。例如：黨參、人參（紅參）、大棗、黃芪、（懷）山藥等。

培補元氣，補肺健脾

(懷)山藥

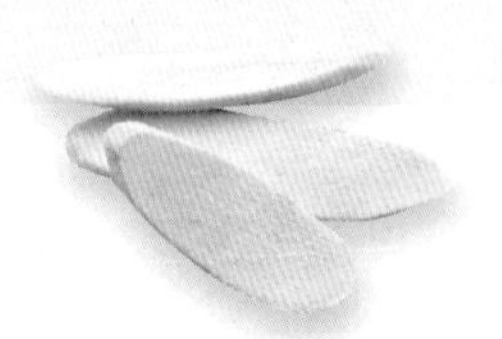

人參懷山豬髓湯 —— 滋補五臟

【用途】 適用於經常倦怠乏力，食慾不振，消化不良，口淡。

【材料】 豬脊髓1副，生切(懷)山藥80克，黃精30克，人參、枸杞子各15克，紅糖適量。

【做法】 人參、(懷)山藥洗淨，切小粒；黃精洗淨，剁碎；枸杞子洗淨，浸泡10分鐘。人參、(懷)山藥、黃精放煲內，加適量水，煮1小時，再加豬脊髓、枸杞子、紅糖，用中火煮10分鐘即成。

【食用】 佐餐食用。

培補元氣，補肺健脾

黃芪(北芪)

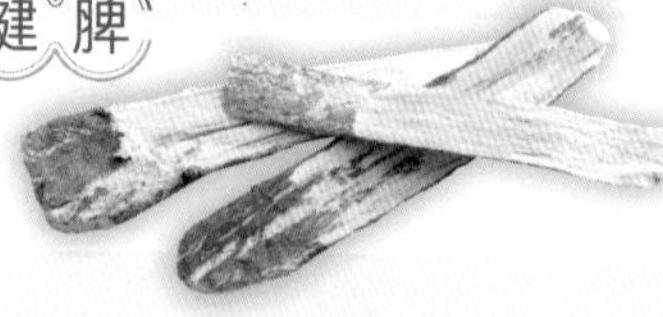

紅棗黃芪百合飲 —— 健脾益氣 · 養陰潤肺

【用途】 適用於氣陰不足之慢性咳嗽，症見乾咳少痰、氣短乏力等。

【材料】 黃芪、百合各30克，紅棗5顆。

【做法】 黃芪、百合、紅棗洗淨；紅棗去核。把以上材料放入鍋中，加入適量水，用大火煲滾，改小火煲30分鐘，即可飲用。

【食用】 代茶飲。

培補元氣，補肺健脾

蓮子

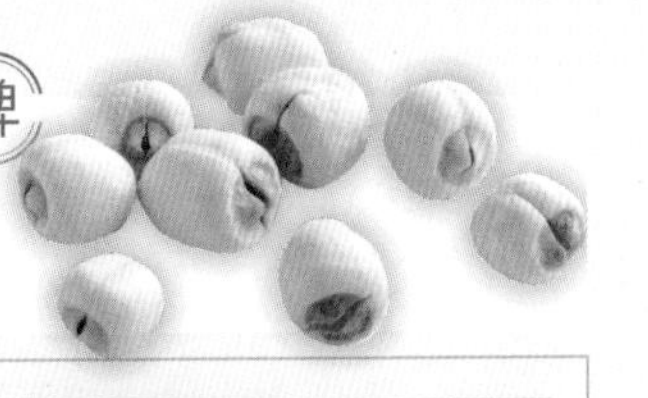

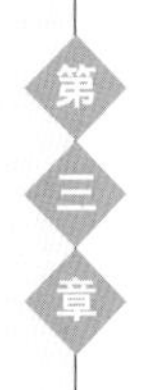

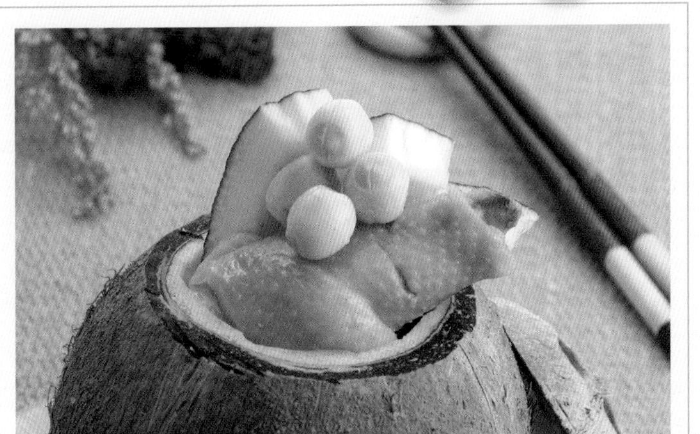

椰子蓮子燉雞 —— 健脾益胃・滋陰生津

【用途】 適用於脾胃氣陰兩虛之食慾不振，心煩口渴。

【材料】 鮮椰子 4 個，雞 1 隻，蓮子 60 克，薑、油、鹽各適量。

【做法】

1. 蓮子、薑洗淨。蓮子去芯；薑切成片。
2. 雞劏洗淨，斬成塊。
3. 把 2 個椰子的頂部平切開，作為蓋，下部分作為椰子盅；另外 2 個椰子取出椰肉和椰汁，椰肉切成小塊。
4. 燒熱油鑊，爆香薑片，放進雞塊，炒香雞塊備用。
5. 蓮子、椰子肉、雞塊放進椰子盅內，加入椰汁至滿為止，蓋上椰子蓋，隔水燉 2 至 3 小時，下鹽調味即成。

【食用】 佐餐食用。

太子參蓮子飲 —— 健脾益胃．養陰和營

【用途】 適用於兒童容易疲乏，食慾不振，消化不良，毛髮不華。

【材料】 (懷)山藥10克，太子參、薏苡仁、扁豆、麥芽各8克，蓮子、山楂、白芍各6克，雞內金5克，葛根3克，大棗2顆。

【做法】 所有材料洗淨。蓮子去芯；(懷)山藥用溫鹽水浸泡15分鐘。所有材料放進鍋內，加入適量清水，用慢火煎煮1小時，取汁即成。

【食用】 每天1劑，每劑煎煮2次，分2次飲用。

培補元氣，補肺健脾

黨參

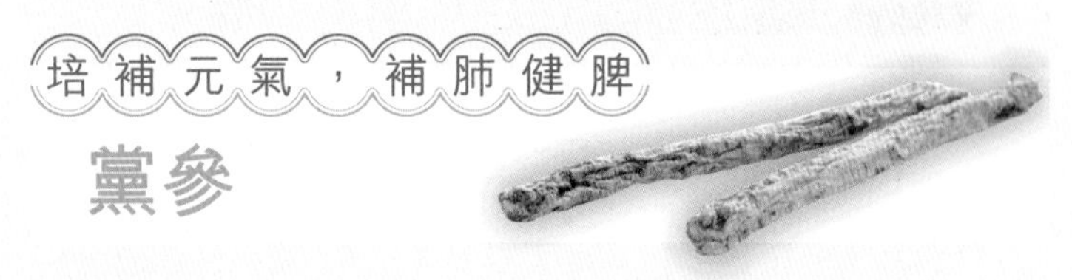

黨參蓮藕豬蹄湯 —— 補氣補血．強壯身體

【用途】 適用於常體力勞動，虛傷，羸瘦者

【材料】 蓮藕640克，豬蹄240克，紅棗50克，黨參20克，陳皮5克，鹽適量，水1500毫升。

【做法】 材料洗淨，瀝乾水分。豬蹄汆水，洗淨。蓮藕刮去皮，切塊；紅棗去核。黨參、蓮藕、紅棗、陳皮、豬蹄同放鍋中，加水，用中火煮3小時，下鹽調味，即可飲用。

【食用】 喝湯食肉。

培補元氣，補肺健脾

人參

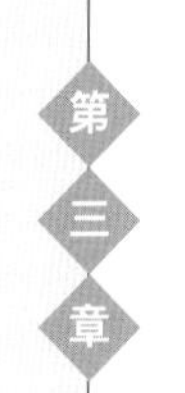

人參群鮮湯　——　大補元氣

【用途】 適用於年老體弱氣血不足之人士。

【材料】 水發海參、雞肉各 300 克，五花腩肉 200 克，冬筍肉 60 克，鮑魚 50 克，乾貝、熟豬肚各 30 克，乾蟹黃、蘑菇、蝦米各 20 克，人參 5 克，雞湯、料酒、鹽各適量。

【做法】
1. 人參潤軟，切成薄片，泡入酒中 5~7 日得人參酒，人參片留用。
2. 蘑菇、鮑魚洗淨；乾貝、蟹黃、蝦米用溫水浸泡；豬肚、冬筍洗淨，切片；雞肉、海參洗淨，切丁；豬肉洗淨，切小丁；冬筍入沸水中燙透；豬肉丁和雞丁汆水備用。
3. 燒熱油鍋，下葱、薑煸出香味，烹入料酒和雞湯，加入鹽，把乾貝、蟹黃、蝦米、豬肚、冬筍、豬肉丁和雞肉丁，蘑菇、鮑魚同入鍋內，湯沸後撇去浮沫，倒入砂鍋中用文火燉 2 小時至熟爛，加入海參丁、人參酒，繼續燉 10 分鐘，再加入人參片，稍燜片刻，下鹽即成。

【食用】 四季皆宜。

3 陽虛質

陽虛質的形成是由於病後陽虧或外受寒邪。病後陽虧主要體現在長期病患或經常生病而損耗陽氣，陽氣缺失，導致不能溫養臟腑；外受寒邪主要分兩分面：（1）經常飲食寒涼食物，損傷脾陽之氣；（2）經常身處冷氣之地，又缺少運動，損傷腎陽之氣。

腎陽為「為臟腑陽氣之本」。陽虛日久最終腎陽不足，導致陽不制陰，陰陽不能達到一個動態平衡，即「陽虛則陰盛，陽虛則寒」。各臟腑失於溫養，導致身體寒象叢生。

體質特徵	腎陽不足，畏寒怕冷，四肢不溫
形體特徵	肌肉不壯鬆軟，形體白胖
常見表現	平素畏冷，手足不溫，喜熱飲食，精神不振，睡眠偏多，舌淡胖嫩邊有齒痕，苔潤，脈象沉遲而弱。（其他表現：面色晦暗，口唇色淡，毛髮易落，大便稀爛或下痢水谷，小便清長）
心理特徵	性格多沉靜、內向

飲食治療方向

此體質應以補腎溫陽，益火之源作食療方向，例如：黃芪、人參、生薑、肉桂、韭菜、核桃仁、肉豆蔻、白胡椒等；如有需要，可適當佐以少量養陰食物，避免溫補太過而損陰，例如：黑豆、蓮藕、黑木耳等。

推介食療

補腎溫陽，益火之源（輔以滋陰補腎）

巴戟天

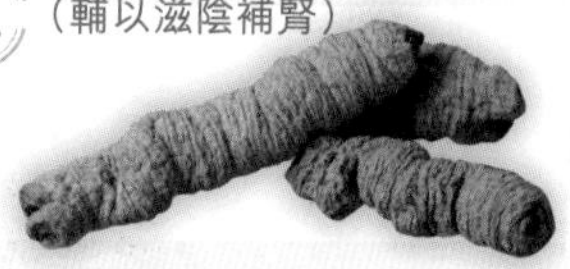

巴戟煲豬尾骨 —— 補腎壯骨 · 養血活血

【用途】 適用於腎陽虛之腰膝痠軟、四肢痺痛。

【材料】 豬尾骨 450 克，龍眼肉 40 克，杜仲、巴戟天各 20 克，三七、黨參各 15 克，鹽適量。

【做法】 豬尾骨斬件，汆水，洗淨。藥材洗淨。所有材料（鹽除外）放入鍋內，加適量水蓋過材料，大火煮滾，改小火煮 1.5 小時，下鹽調味。

【食用】 飲湯食肉。

補腎溫陽，益火之源（輔以滋陰補腎）

韮菜

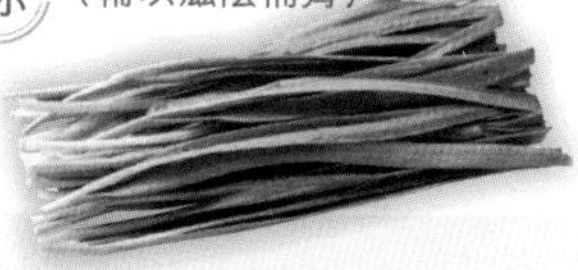

三七韭菜蝦仁 —— 消腫化瘀 · 助陽補腎

【用途】 適用於腎陽不足，夜尿，遺精，瘀血，腰膝冷疼。

【材料】 韭菜 300 克，鮮蝦仁 100 克，雞蛋 1 隻，三七粉 5 克，生粉、鹽各適量。

【做法】 韭菜洗淨，切段。鮮蝦仁除去腸臟，洗淨。鮮蝦仁放碗內，加入三七粉、生粉、鹽和少量水，打入雞蛋，拌勻。燒熱油鑊，放進蝦仁炒至變色，加入韭菜翻炒至熟，下鹽調味。

【食用】 佐餐食用，可經常食用。

補腎溫陽，益火之源（輔以滋陰補腎）

黃芪（北芪）

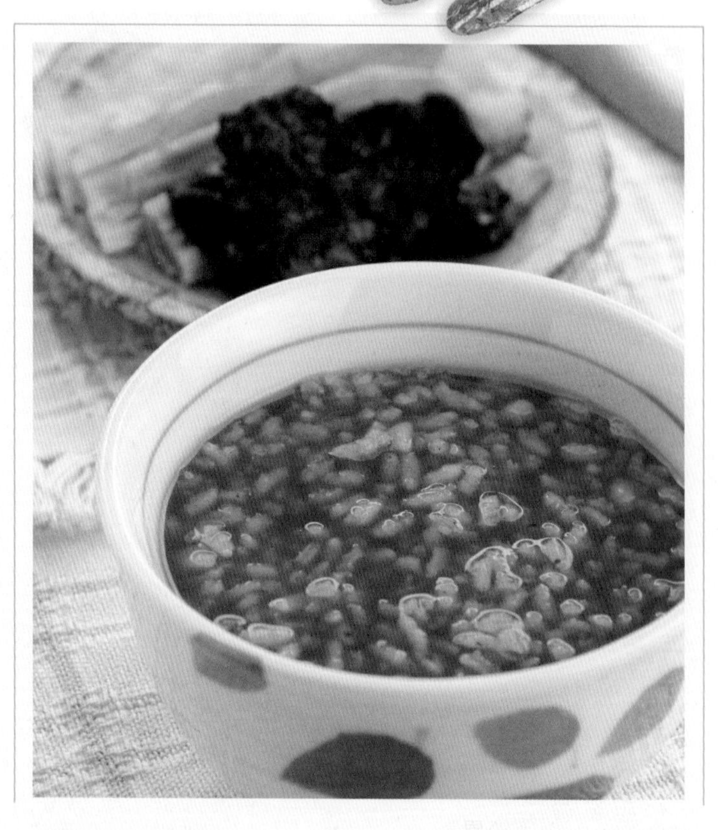

黃芪玉竹肉蓉粥 —— 補腎壯陽・益氣潤燥

【用途】 適用於陽氣不足、便秘、心悸氣短、年老虛弱。

【材料】 粳米 80 克，黃芪 25 克，肉蓯蓉、玉竹各 20 克，鹽適量。

【做法】 粳米淘洗淨；黃芪、肉蓯蓉、玉竹洗淨。黃芪、肉蓯蓉和玉竹放入鍋中，加入適量水，用大火煲滾後，改小火煲 30 分鐘，去渣留汁。加入粳米，用小火煮成粥，下鹽調味即成。

【食用】 早、晚分食。

補腎溫陽，益火之源（輔以滋陰補腎）

當歸

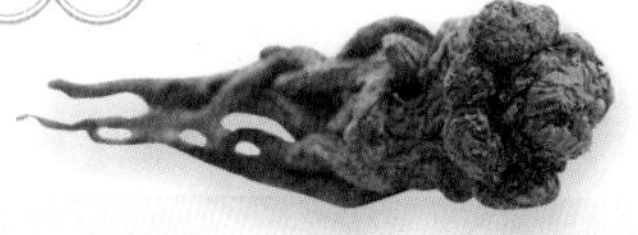

當歸蘿蔔羊肉湯

補血・活血・助陽

【用途】 適用於產後血虛有寒，腹冷痛，喜溫喜按；或手腳冰冷，怕冷。

【材料】 紅蘿蔔1根，羊肉200克，當歸、枸杞子各10克，薑15克，胡椒粉、酒、鹽各適量。

【做法】 當歸、枸杞子、薑洗淨，當歸、薑切片。紅蘿蔔去皮，洗淨後切塊。羊肉洗淨，切塊，汆水備用。以上材料放進燉盅內，加入適量清水，加蓋，用大火隔水燉2小時，撒胡椒粉和下鹽調味即成。

【食用】 佐餐食用。

補腎溫陽，益火之源（輔以滋陰補腎）

白胡椒

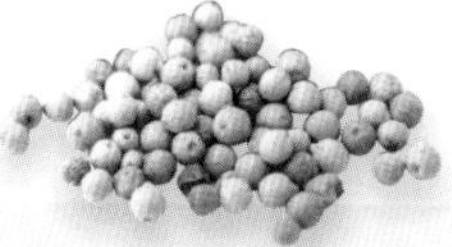

懷山胡椒豬肚湯

健脾益氣・溫中暖胃

【用途】 適用於胃寒引起的胃痛，神疲短氣。

【材料】 豬肚500克，生切（懷）山藥、白胡椒各10克，黨參20克，蜜棗2顆，薑、鹽各適量。

【做法】 翻轉豬肚，清洗，用生粉和鹽反覆搓擦，直至除去所有黏液和異味，汆水，再刮去黏垢，洗淨。（懷）山藥、黨參、蜜棗洗淨；白胡椒洗淨，放入豬肚內。在煲內加適量水煮滾，加入材料，改小火煮3小時，取出豬肚切成小塊。把豬肚放回煲內，煮10分鐘，下鹽調味。

【食用】 佐餐食用。

4 陰虛質

陰虛質的形成是由於久病失血、縱慾耗精、或積勞傷陰。久病失血是指常年生病、出血性的疾病都會導致體內的血液流失，導致陰血損耗；縱慾耗精者，是由於過度放縱情慾會導致腎精不足，腎陰虧損；積勞傷陰者，主要體現在現代人生活沒有規律、工作繁忙或生活壓力過大容易導致精、血、津、液過度耗損，從而導致臟腑經脈失去滋養。

腎陰為「臟腑陰液之本」。陰虛日久最終導致腎陰不足，則不能滋潤和濡養全身臟腑形體官竅，最終導致精、血、津、液的虛虧。

體質特徵	腎陰不足，煩躁怕熱，陰液虧少，心緒不寧
形體特徵	形體瘦長
常見表現	手面色潮紅、手足心熱、入睡後出汗（盜汗）、唇乾舌燥、鼻乾有烘熱感、骨關節痠痛、睡眠不佳、多夢、喜冷飲、大便較乾難排、舌紅少津少苔，脈細數。（其他表現：眼乾目澀，視物昏花，皮膚偏乾，易生皺紋，眩暈耳鳴，夜尿多但短澀）
心理特徵	性情急躁、外向好動，活潑

飲食治療方向

此體質應滋補腎陰，壯腎水以制心火。陰虛質者有精、血、津、液虧損之不同。精虧者，益精填髓為主，例如：熟地、黃精、烏雞、芡實、栗子，（懷）山藥；陰血虧損者，宜養血為主，例如：龍眼肉、香菇、當歸等。津虧者，宜養肺胃之津，兼以益腎，例如：百合、沙參、玉竹、枸杞子、雪梨等。

滋補腎陰

雪耳

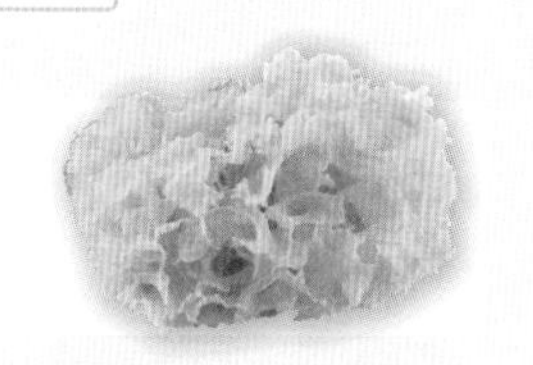

花旗參雪耳豬腿肉湯 —— 滋補潤肺 · 清熱生津

【用途】 適用於陰虛內熱之喉嚨乾澀，睡眠欠佳。

【材料】 豬腿肉 500 克，雪耳、花旗參各 10 克，枸杞子 8 克，紅棗 2 顆，鹽適量。

【做法】 材料洗淨，瀝乾水分。雪耳放在清水中浸泡，去蒂，洗淨後撕成小朵。紅棗去核。豬腿肉切大塊汆水備用。以上材料放進鍋內，加入適量清水，用大火煮沸後改用中火煮2小時，下鹽調味即成。

【食用】 佐餐食用。

滋補腎陰

百合

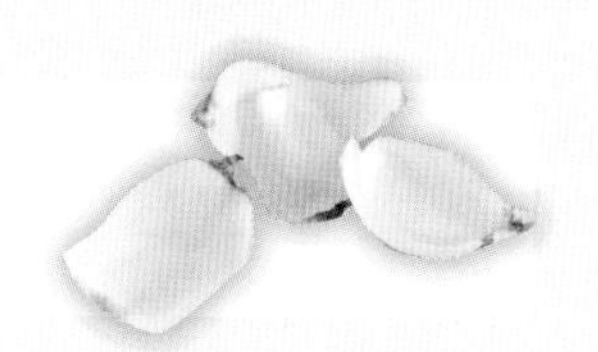

水鴨百合健腦湯 —— 滋陰益氣 · 益智安神

【用途】 適用於氣陰虛弱之心煩失眠、智力減退等。

【材料】 水鴨 1 隻，豬瘦肉 100 克，乾百合 50 克，（懷）山藥 20 克，薑 2 片，鹽適量。

【做法】 將水鴨、豬瘦肉洗淨，切塊，汆水。同洗淨的乾百合、（懷）山藥和薑片一同放進鍋內。加水適量，大火煮滾，改用小火煮約 2 小時，下鹽調味。

【食用】 佐餐食用。

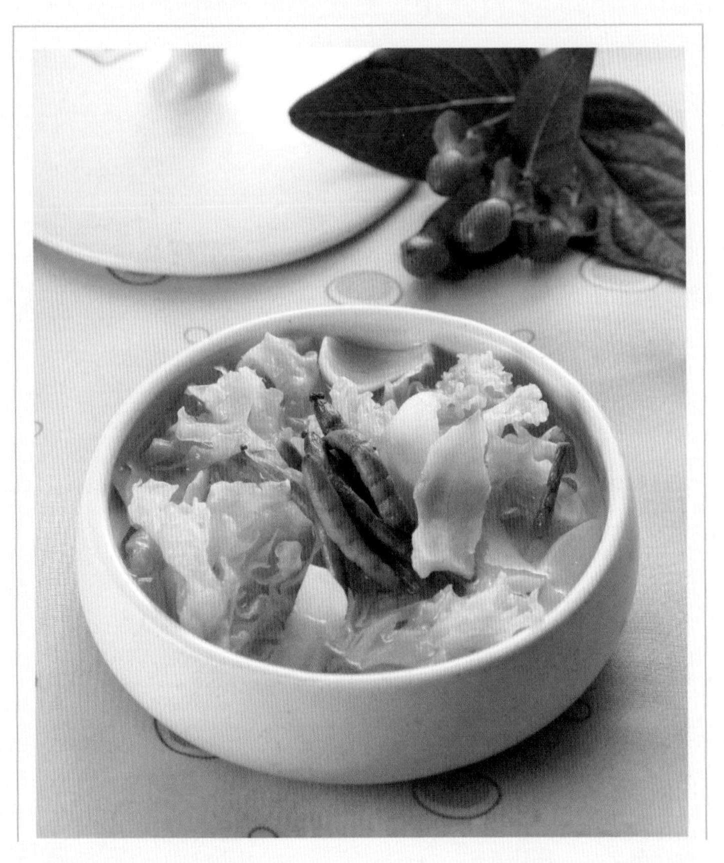

太子參百合燉雪耳

益氣養陰 ‧ 清熱潤燥

【用途】 適用於體倦疲乏，口乾口渴，偶有乾咳，煩燥不眠。

【材料】 百合、太子參各15克，雪耳12克，冰糖適量。

【做法】 1. 雪耳用水浸發，去蒂和雜質，洗淨。
2. 與洗淨的百合、太子參一同放入鍋內，加適量水，先用大火煮滾，再轉用小火燉至雪耳熟脸，加冰糖調味。

【食用】 每天食1劑，分2次，溫熱食用。

沙參

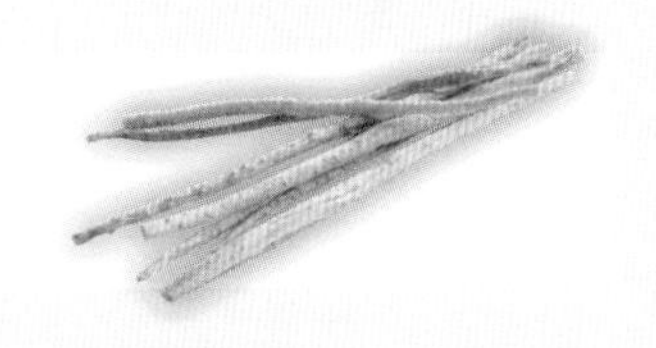

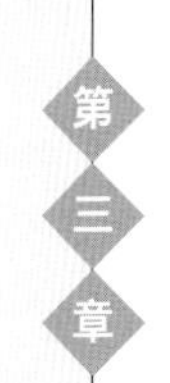

沙參玉竹枸杞當歸烏雞 —— 滋陰補血

【用途】 適用於陰血虛弱之月經不調，面色蒼白，口乾咽燥，疲倦乏力等。

【材料】 烏雞1隻，當歸、沙參、玉竹、枸杞子各10克，紅棗2顆，薑、油、清湯、花雕酒各適量。

【做法】

1. 當歸、沙參、玉竹、枸杞子、紅棗、薑洗淨，紅棗去核，藥材隔水蒸熟備用。
2. 薑洗淨，切片；烏雞除去內臟，洗淨後去頭爪，再斬塊。
3. 燒熱油鍋，放進薑片，爆香油鍋，加入烏雞翻炒，再加入所有藥材、花雕酒和少量清湯，煮至烏雞熟爛即成。

【食用】 佐餐食用。

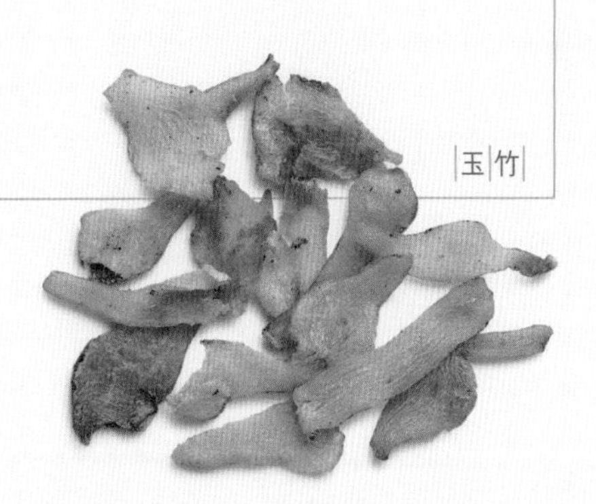
玉竹

滋補腎陰

燕窩

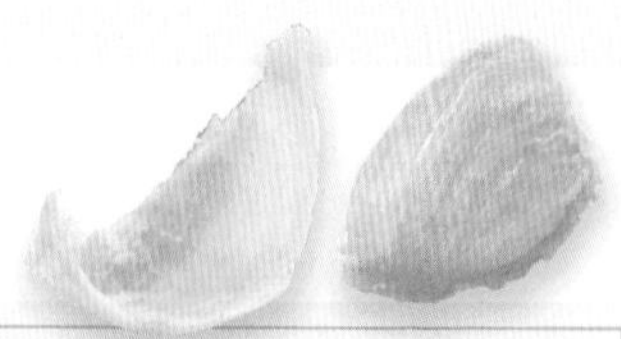

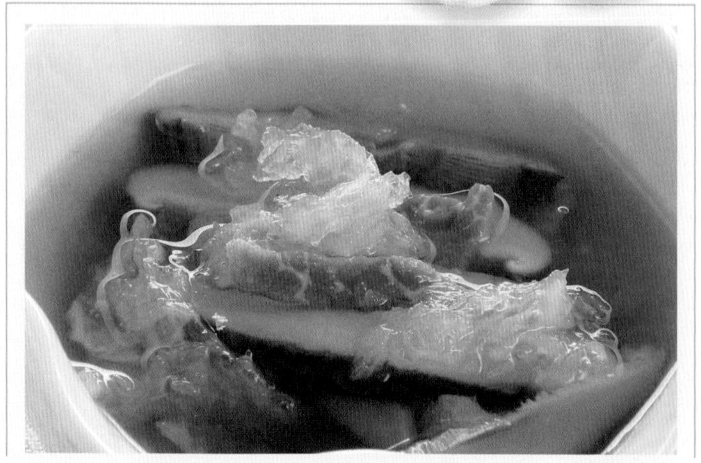

清湯燕窩 —— 補肺虛，益氣血・健脾開胃

【用途】 適用於肺陰虛，乾咳，盜汗，皮膚乾燥，口乾，咽乾。

【材料】 火腿、冬菇（已浸發）各 10 克，燕窩 5 克，上湯 1000 毫升，酒 1 湯匙，鹽 2 茶匙，胡椒粉 1 茶匙。

【做法】 燕窩用清水浸 6 小時，把燕窩上的小毛及雜質挑掉，用篩把燕窩隔水。火腿和冬菇洗淨後均切成細絲。鍋中倒入上湯 200 毫升，煮沸後，再倒入剩下的 800 毫升，放入燕窩，文火煮 15 分鐘，撈起置湯碗。另取鍋置大火上，再倒入上湯、火腿及冬菇，加入酒、鹽，煮沸後撇去浮沫，文火煮 15 分鐘，盛在有燕窩的湯碗內即成。

【食用】 佐餐食用。

5 痰濕質

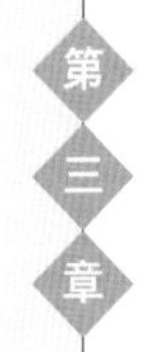

痰濕質的形成是由於以下 3 種的後天因素：（1）長期飲食不規律和無節制，損傷脾胃，導致脾胃的運化功能失調，身體便容易生濕積聚成痰；（2）春夏季節屬於潮濕悶熱的天氣，容易導致人體感受濕熱之邪；（3）現代人生活長期處於空調環境，又缺少運動，身體皮膚毛孔不能正常排汗排毒，從而積聚水濕在體內。

體質特徵	痰濕凝聚，體型肥胖、腹部肥滿，口黏苔膩
形體特徵	體形肥胖、腹部及下肢肥滿、肌膚鬆軟
常見表現	面部皮膚油脂較多、多汗且黏、胸悶、痰多、喜食肥甘甜膩、大便不爽、小便微濁、舌苔白膩、脈滑。（其他表現：眼胞微浮、容易困倦、舌體胖大或有齒痕、口黏膩或甜、身重不爽）
心理特徵	性格偏溫和穩重，多善於忍耐

飲食治療方向

由於脾胃運化失司，而痰濕凝聚已成，應同時兼顧祛濕化痰和健脾益氣，增加脾胃的運化功能，有利痰濕消散。常用食物有黨參、茯苓、白朮、（懷）山藥、薏苡仁、陳皮等。

祛濕化痰，健脾益氣

鯉魚

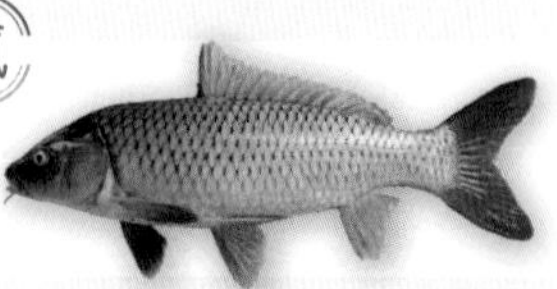

山楂懷山鯉魚湯 —— 補脾健胃 · 消食導滯

【用途】 適用於脾虛水腫，浮腫，腹脹，少尿，乳汁不通。

【材料】 鯉魚 1 條，（懷）山藥、山楂各 30 克，薑片、鹽各適量。

【做法】 （懷）山藥、山楂和薑片洗淨。鯉魚除去鱗、鰓和內臟，洗淨，切成塊，放油鑊中，加薑片爆香。將以上材料放煲內，加適量水，大火煮滾，改小火煮 2 小時，下鹽調味。

【食用】 飲湯食肉，份量隨意。

【注意事項】 胃酸過多者不宜食用。

祛濕化痰，健脾益氣

陳皮

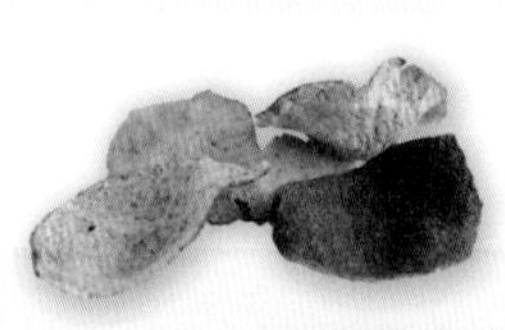

薏米陳皮粥 —— 祛濕除痰

【用途】 適用於肥胖，胸悶痰多。

【材料】 大米 100 克，熟薏米 30 克，陳皮 6 克，鹽適量。

【做法】 洗淨材料，瀝乾水分。全部材料放入鍋中，加適量清水，用武火煲滾後，再用文火熬煮 30 分鐘成粥，下鹽調味即可。

【食用】 當正餐食用。

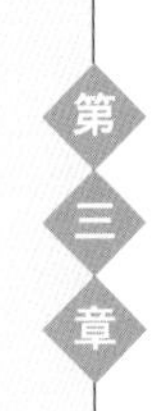

陳皮海帶粥 —— 補氣養血・清熱利水

【用途】 適用於水腫，脾胃虛弱。

【材料】 大米 100 克，海帶 100 克，陳皮 10 克，白糖適量。

【做法】
1. 洗淨材料，瀝乾水分。
2. 海帶用溫水浸軟，換清水漂洗乾淨、切碎。
3. 將大米放入鍋內，加適量水，用武火煲滾後加入陳皮、海帶，不時攪動，再用文火熬煮 30 分鐘至粥成，加白糖調味即可。

【食用】 可隨意服用。

祛濕化痰，健脾益氣

荷葉

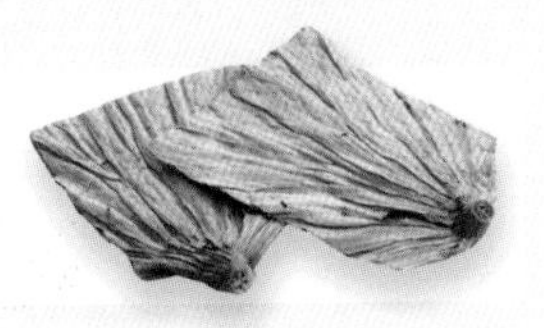

山楂荷葉薏仁湯 —— 行氣導滯・清熱除濕

【用途】 適用心煩口渴，水腫，胃口欠佳者。

【材料】 山楂、荷葉、薏苡仁各 50 克，葱白 30 克，鹽適量。

【做法】 材料洗淨，瀝乾水分。薏苡仁用水浸泡 30 分鐘。把所有材料放入鍋中，加適量水煮 1 小時，下鹽調味即成。

【食用】 飲湯。

祛濕化痰，健脾益氣

赤小豆

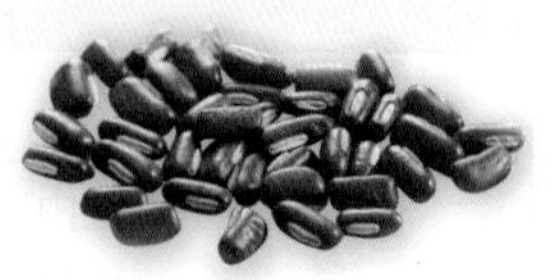

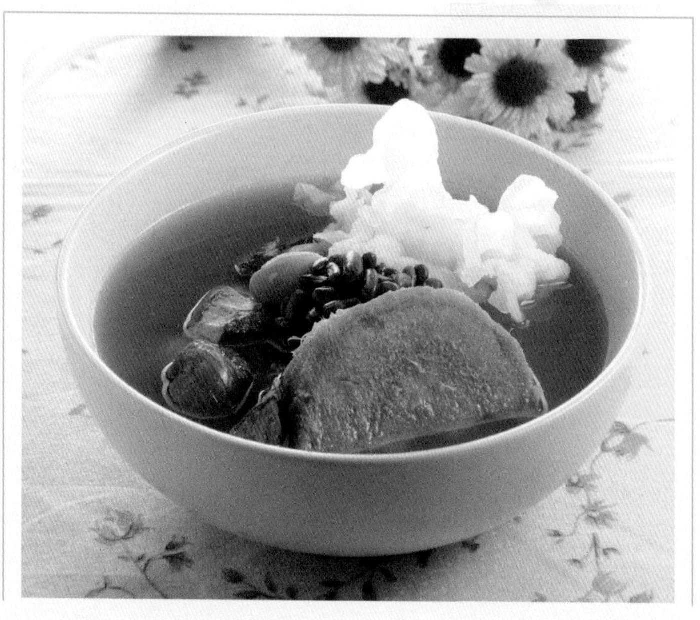

赤小豆雪耳粉葛湯 —— 清熱解毒 · 祛濕消腫

【用途】 適用於水腫，腳氣，瀉痢，唇瘡，口腔炎。

【材料】 粉葛 300 克，豬瘦肉 200 克，赤小豆、白扁豆各 40 克，雪耳 20 克，陳皮 1 角，鹽適量。

【做法】 材料洗淨，瀝乾水分。雪耳放在清水中浸泡，去蒂，洗淨後撕成小朵。赤小豆、白扁豆同放在清水中浸泡 30 分鐘。粉葛去皮，切厚片。陳皮浸軟，刮去瓤洗淨。豬瘦肉切大塊，汆水備用。以上材料放進鍋內，加入適量清水，用大火煮沸後，改用小火煮 3 小時，下鹽調味即成。

【食用】 佐餐食用。

6 濕熱質

濕熱質的形成是由於 3 種後天因素：（1）主要多食肥甘厚膩、煙酒、辛辣食物，長期飲食不規律導致脾胃濕熱；（2）冷飲習以為常，脾陽受損，水穀不能運化，導致脾胃運化失常，造成水濕停留，配合辛辣煙酒之物，鬱而化熱；（3）久居濕熱之地（如嶺南地區），常年氣候多數潮濕悶熱，外界濕、熱之邪入侵人體的好時機，從而引起濕熱體質的偏頗。

體質特徵	濕熱內蘊、易生痤瘡、面垢油光，常見濕熱下注的表現，如小便短赤，肛門灼痛
形體特徵	體型中等或偏瘦
常見表現	面垢油光、易生痤瘡、口苦口乾、大便稀臭，排便黏滯不暢或肛門灼痛、男易陰囊潮濕、女易帶下增多、舌質偏紅、苔黃膩、脈象滑數。(其他表現：易有口氣、身重困倦、心煩懈怠，眼睛紅赤，小便短赤)
心理特徵	性格多急躁易怒

飲食治療方向

宜清熱祛濕，健脾和胃。常用藥材有茯苓、甘草、土茯苓、薏苡仁、(懷)山藥、芡實、藿香、茵陳、蓮子等。

清熱祛濕，健脾和胃

薏苡仁

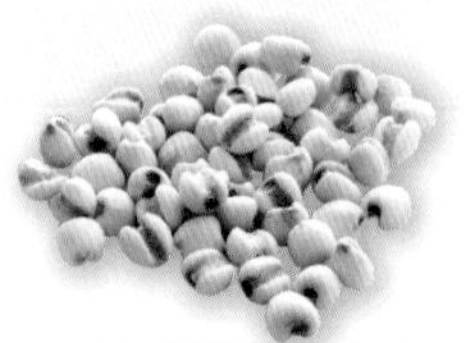

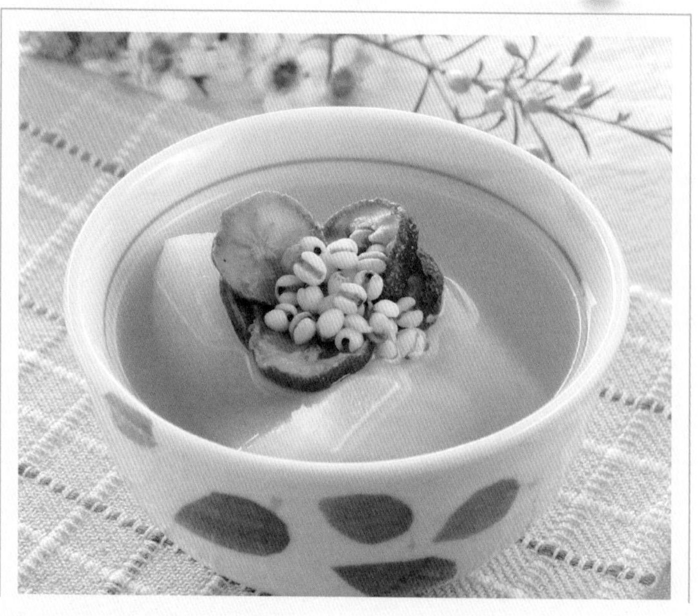

薏仁山楂蘿蔔湯

健脾祛濕 · 化積消滯

【用途】 適用於小便不利，水腫，腳氣，痰多。

【材料】 薏苡仁 30 克，山楂 10 克，白蘿蔔 1 個。

【做法】 材料洗淨，瀝乾水分。薏苡仁用水浸 30 分鐘，備用。山楂去核。白蘿蔔去皮，切小粒。鍋中加適量水，大火煮滾後將所有材料放入，用慢火煮 30 分鐘即成。

【食用】 佐餐食用，飲湯食渣。

清熱祛濕，健脾和胃

茯苓

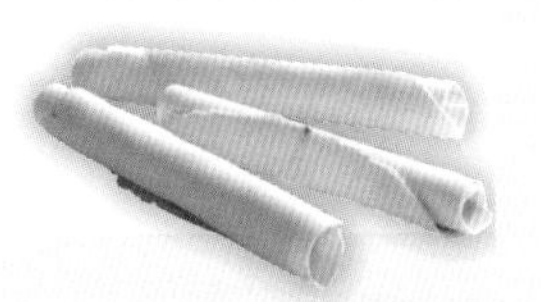

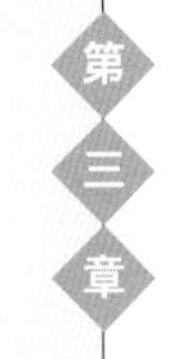

茯苓茵陳扁豆鯽魚湯 —— 健脾利濕

【用途】 適用於濕重，皮膚黃，小便短、少。

【材料】 鯽魚 1 條，茯苓、扁豆各 30 克，茵陳 25 克，蜜棗 2 顆，薑、鹽各適量。

【做法】 茯苓、扁豆、蜜棗、薑洗淨，薑切片；茵陳洗淨，放進紗袋中備用。鯽魚除去內臟，洗淨。燒熱油鑊，爆香薑片後放進鯽魚，煎至兩面呈金黃色，取出。以上材料放進鍋內，加入適量清水，用大火煮沸後，改小火續煮 2 小時，下鹽調味即成。

【食用】 佐餐食用。

清熱祛濕粥 —— 清熱消暑 · 健脾祛濕

【用途】 適用於暑熱引致小便不利，胃滯不適，腹脹脘悶。

【材料】 赤小豆 30 克，木棉花、白扁豆、薏苡仁、芡實各 20 克，茯苓 15 克，川萆解、燈芯花各 10 克。

【做法】 茯苓、木棉花、川萆解、燈芯花洗淨，放進鍋內，加入適量清水，煎煮成藥汁，隔渣取汁備用。赤小豆、白扁豆、薏苡仁、芡實洗淨。赤小豆、白扁豆、薏苡仁、芡實放進鍋內，加入藥汁，再加入適量清水，用大火煮沸後，改小火煮成粥即成。

【食用】 早、晚餐食用。

清熱祛濕，健脾和胃

陳皮

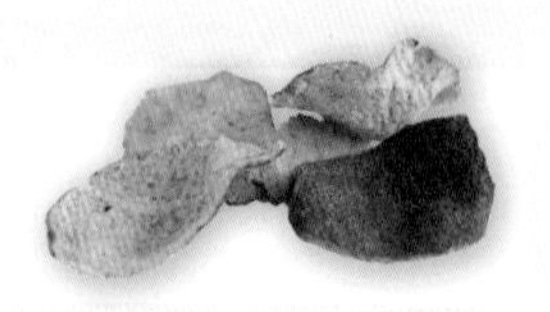

陳皮老鴨湯

——清潤消暑・利水祛濕・健脾開胃・滋養潤顏

【用途】 適用於暑熱煩悶，口渴，水腫，脹滿。

【材料】 冬瓜 1000 克，蓮子 300 克，老鴨 1 隻，荷葉 1 片，陳皮 6 克，薑 3 片，清水 3000 毫升，鹽適量。

【做法】 材料洗淨，瀝乾水分。陳皮浸軟，刮去瓤。冬瓜連皮切塊；老鴨去尾部、內臟。以上材料與薑同放進瓦煲內，加清水，武火煮滾後改文火煮 2 小時，調入適量鹽即可。

【食用】 佐餐食用。

清熱祛濕，健脾和胃

海帶

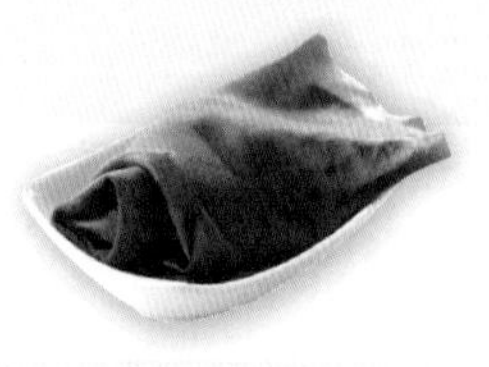

百合海帶粥

——清熱利水・消腫散結

【用途】 適用於用於水腫，小便黃、少，多痰。

【材料】 乾百合 30 克，海帶 20 克，大米、小米各 25 克。

【做法】 海帶洗淨，切小塊。與洗淨的乾百合、大米、小米一同入鍋，加水適量，煮成稀粥。

【食用】 早、晚餐食用。

7 血瘀質

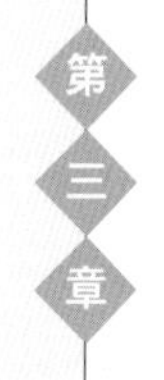

血瘀質的形成是由於 4 種後天因素：（1）過度進食冰涼之品，使體內寒氣增加，造成陽氣不足，導致氣血凝結；（2）冬天氣候寒冷，或處於氣溫低的地方，令人體氣血運行不暢，血脈遇寒邪凝結；（3）憂鬱氣滯，長期思慮過度，使心脾氣血鬱結暗耗，導致氣血虧虛；（4）久病血瘀，手術造成的大量失血或者大病初癒，身體都會很虛弱，自身氣血運行緩慢漸漸留瘀。

血瘀體質者多血脈瘀滯不暢，中醫常認為，「氣行則血行，氣滯得血瘀」和「血得溫則行，得寒則凝」，引伸的意思可以理解為長期處於低溫狀態下、運動量不足、久坐不動，就會因為氣的推動力不夠，從而導致氣血循環欠佳，氣血、津液亦都因此而凝滯；「肝喜條達而惡抑鬱」，情緒長期處於抑鬱、憂慮、傷心，亦都會影響身體的氣血不流暢，從而導致血脈不通或血溢脈外，都可導致血瘀體質的形成。

體質特徵	血脈瘀滯不暢，身體常見無名瘀斑或血斑，面色無華，眼下易生色斑雀斑
形體特徵	胖瘦均有，瘦者居多
常見表現	面色晦暗，沒有光澤，皮膚乾燥，色素沉澱，色斑，瘀斑，病位刺痛拒按、頭髮易脫、舌紫有瘀斑，脈澀等
心理特徵	心煩心悸，健忘

飲食治療方向

宜溫通經脈，行氣活血祛瘀。常用藥物有生地黃、川芎、當歸、山楂、黃芪、益母草、三七、陳皮等。

推介食療

溫通經脈，行氣活血

三七(田七)

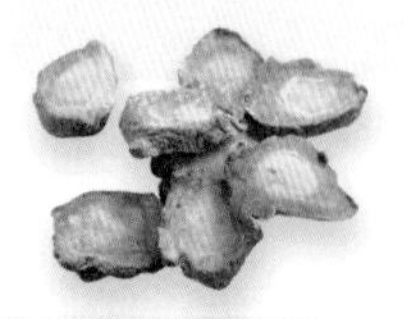

益母草三七墨魚湯 —— 活血化瘀 · 補虛止血

【用途】 適用於婦女經血有瘀塊、量多，舌紫有瘀斑。

【材料】 墨魚200克，豬瘦肉100克，益母草20克，三七片10克，薑茸、葱粒、米酒、麻油、鹽各適量。

【做法】
1. 三七片、益母草洗淨，益母草切碎段，一起放進紗袋內。
2. 豬瘦肉洗淨，切片。
3. 墨魚撕去外皮，除去內臟，取出墨魚骨，墨魚骨和墨魚洗淨。
4. 墨魚和墨魚骨放入鍋內，加適量水，煮滾後加入紗袋，煮滾，加米酒，改小火煮40分鐘，取出紗袋，加豬瘦肉、薑茸、葱粒，繼續用小火煮至墨魚和豬瘦肉熟爛，淋麻油，下鹽調味。

【食用】 佐餐食用。

丹參三七蛋

活血化瘀

【用途】 有助改善微循環，改善血黏稠度高。

【材料】 雞蛋 1 隻，丹參 10 克，三七 3 克。

【做法】 1. 三七、丹參、雞蛋洗淨，三七敲碎。

2. 三七碎、丹參和雞蛋放進一鍋水中，煮至雞蛋熟透。

3. 撈出雞蛋，剝去蛋殼，再放回三七丹參滾水中，煮 20 分鐘即成。

【食用】 飲湯食蛋，每天 1 次。

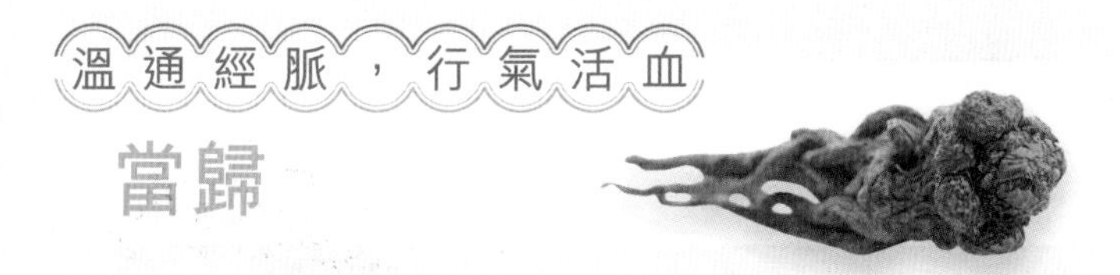

當歸黑豆飲

活血祛瘀

【用途】 適用於婦女瘀血引致產後眩暈。

【材料】 黑豆 60 克，熟地黃 15 克，當歸、炮薑、炙甘草、赤芍、蒲黃各 12 克，肉桂 3 克，紅糖適量。

【做法】 1. 黑豆、熟地黃、當歸、炮生薑、炙甘草、赤芍、蒲黃、肉桂洗淨，蒲黃放進紗袋中。

2. 以上材料和蒲黃紗袋放進鍋內，加入適量清水，用小火煎煮 1 小時，取出紗袋，隔渣取汁，加入蜂蜜拌勻即成。

【食用】 每天 1 劑，代茶飲用。

溫通經脈，行氣活血

山楂

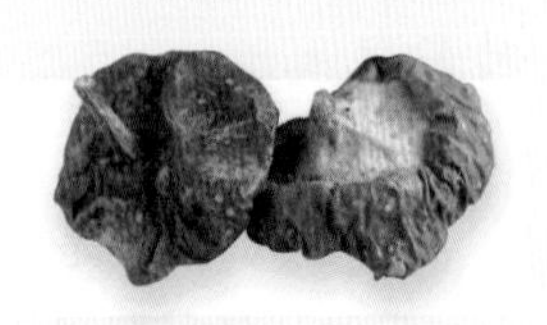

山楂益母草茶 —— 活血化瘀・行氣消滯

【用途】 適合關注血脂、膽固醇的人士服用。

【材料】 山楂 30 克，益母草 10 克，茶葉 5 克。

【做法】 將所有材料洗淨，瀝乾水分。所有材料放入杯內，用沸水沖泡，加蓋焗 10 分鐘即可。

【食用】 代茶飲。

溫通經脈，行氣活血

白背木耳

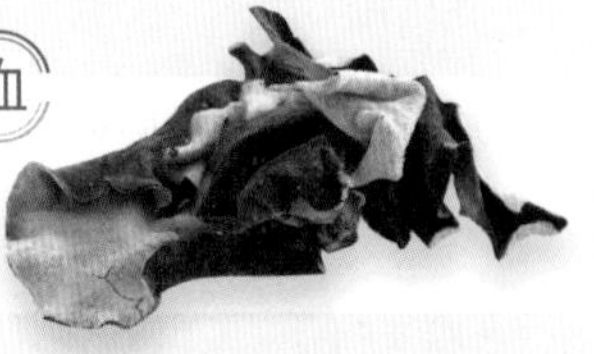

白背木耳蘋果湯 —— 散瘀止痛・潤腸通便

【用途】 適合關注血脂、膽固醇、高血壓，便秘人士服用。

【材料】 白背木耳 30 克，蘋果 4 個，紅棗 15 顆，豬瘦肉 160 克，陳皮 3 克，清水 1200 毫升，鹽適量。

【做法】
1. 洗淨材料，瀝乾水分。蘋果去皮去核，切塊，木耳浸軟，切絲。陳皮浸軟，紅棗去核。
2. 在鍋中加清水，水滾後下材料，用文火煮 2 小時，下鹽調味即成。

【食用】 佐餐食用，可常飲。

8 氣鬱質

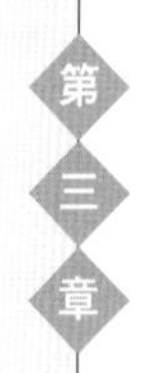

氣鬱質的形成是由於執念較重或心情較難放開者；或因精神刺激、暴受驚恐、所欲不遂、憂鬱思慮等。《素問· 陰陽應象大論》説：「人有五臟化五氣，以生喜、怒、悲、憂、恐。」五臟藏精，精化為氣，氣化為神。氣鬱質人士經常處於過度緊張狀態，或長期處於悲觀心境，會導致氣機鬱滯，各臟腑功能失調。肝主疏泄，以生發為宜，故肝臟最易受情志不暢、氣機鬱滯所影響。

體質特徵	氣機鬱滯，情緒消極，脇肋疼痛，女性經期易紊亂
形態特徵	瘦者居多
常見表現	神情抑鬱、失眠多夢、經常嘆氣、食慾不振、胸部常有壓迫感，橫隔膜附近常有疼痛感，女性經期易紊亂，舌淡紅，苔薄白
心理特徵	性格內向，文靜，煩悶不樂，多思多慮

飲食治療方向

此體質理氣不宜過燥，養陰不宜過膩，飲食應清淡，不要常吃燥熱食物。宜選行氣散結，疏肝解鬱的食物，例如陳皮，青柑、佛手、柑桔、川芎、薄荷、玫瑰花等；亦應輔以消食醒脾的食物，例如：山楂、神曲、麥芽、砂仁等。

行氣散結，疏肝解鬱

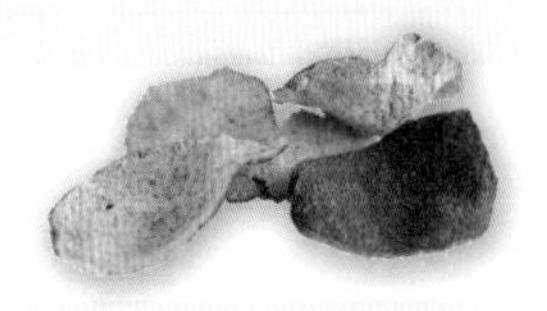

陳皮

佛手陳皮茶 —— 理氣健脾 · 化痰止咳

【用途】 適用於食慾不振，肚脹，消化不良。

【材料】 陳皮10克，山楂10克，佛手10克，白糖適量。

【做法】 1. 洗淨材料，瀝乾水分。陳皮浸軟。

2. 材料切成小塊放入大杯中，用沸水沖泡焗10分鐘，去渣及加少量白糖即可。

【食用】 日常飲用。

行氣散結，疏肝解鬱

砂仁

砂仁黃芪燉豬肚 —— 益氣健脾 · 溫中散寒

【用途】 適用於脾胃虛弱之食少便溏、胃脘疼痛，慢性胃炎。

【材料】 豬肚1個，黃芪20克，砂仁6克，鹽適量。

【做法】 豬肚用粗鹽反覆刷洗淨，去除肚內白膜，汆水。黃芪、砂仁洗淨，裝入豬肚內。把豬肚放入燉盅內，加入適量水，用小火隔水燉2小時，下鹽調味即成。

【食用】 佐餐食用。

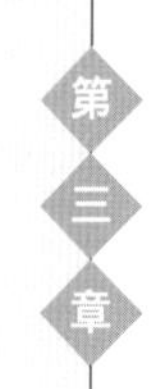

黃芪枳殼帶魚湯 —— 補中益氣 · 升陽舉陷

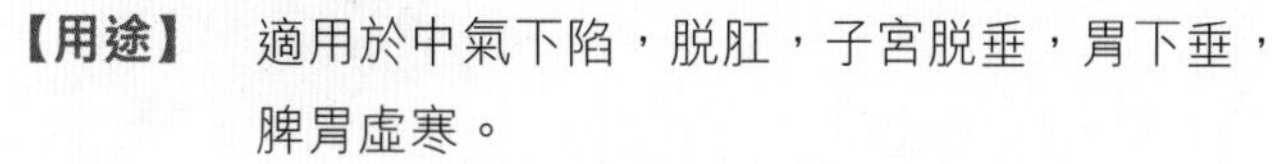

【用途】 適用於中氣下陷，脱肛，子宮脱垂，胃下垂，脾胃虛寒。

【材料】 帶魚 500 克，黃芪 30 克，炒枳殼 10 克，生薑 2 片，紹酒、油、鹽各適量。

【做法】
1. 帶魚刮去外表銀膜，洗淨，切段。黃芪、炒枳殼、生薑洗淨。
2. 燒熱油鑊，爆香薑片，把帶魚煎至兩面呈金黃色。把以上材料放入鍋中，加入適量水，用大火煲滾，改小火煲 2 小時，下紹酒和鹽調味即成。

【食用】 佐餐食用。

行氣散結，疏肝解鬱

佛手

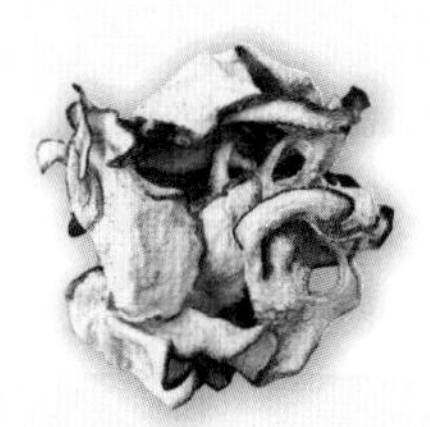

靈芝護肝湯 —— 疏肝解鬱 · 活血益氣

【用途】 適用於因疲累及肝氣鬱結引致經常嘆息，情緒低落，脅痛，抵抗力下降。

【材料】 豬瘦肉 150 克，靈芝 40 克，佛手 15 克，鬱金 10 克，雞心棗 10 顆，鹽適量。

【做法】 材料洗淨，瀝乾水分。豬瘦肉切塊，汆水，洗淨。雞心棗去核。燒滾適量水，加入所有材料煮滾，轉慢火煮 2 小時，加鹽調味。

【食用】 喝湯食肉。

行氣散結，疏肝解鬱

香附

香附陳皮茯苓茶 —— 健脾利濕・行氣消食

【用途】 適用於脾濕氣滯引致乏力、納差、腹脹。

【材料】 茯苓30克，山楂20克，香附、陳皮各10克，紅糖適量。

【做法】
1. 茯苓洗淨，研成粉末。
2. 陳皮浸軟，刮去瓤後洗淨，研成粉末。
3. 山楂、香附洗淨，切片，放進紗袋中備用。
4. 山楂、香附紗袋放進鍋內，加入適量清水，用大火煮沸後，加入茯苓和陳皮粉末，拌勻後改小火煮30分鐘，取出藥材紗袋，加入紅糖，待紅糖完全融化即成。

【食用】 早、晚2次分服。

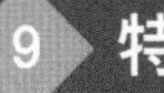
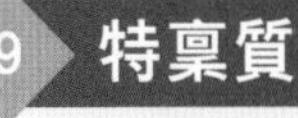

9 特稟質

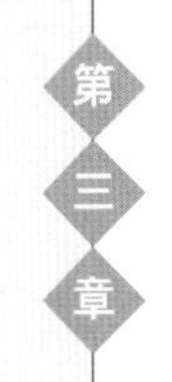

特稟質主要由先天性或遺傳因素所形成的一種特殊體質，其病症表現各異，如遺傳性的生理缺陷、遺傳性疾病、過敏性疾病、原發性免疫缺陷等，其病因病機未能一概而論。

體質特徵	遺傳性疾病者多為近親宗族有相同疾病，或出生時即有固定缺陷
形態特徵	無特殊，或有畸形，或有先性缺陷
常見表現	病症表現各異
心理特徵	情況各異

飲食治療方向

臨床對於先天性或遺傳性疾病、或生理缺陷等，一般無特殊治療方法，現代醫學可通過基因篩查，防止疾病遺傳。食療方向須與各自病症的中醫證候相對應，但從日常飲食角度，特稟質人士一般情況宜多進食健脾益腎，調補氣血的食物，例如黃芪，白朮，當歸，靈芝、蟲草花、黨參、蓮子、芡實、各種禽肉等。

健脾益腎，調補氣血

紅棗

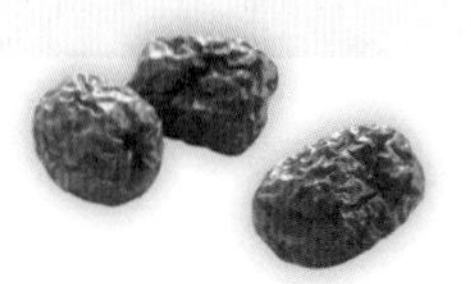

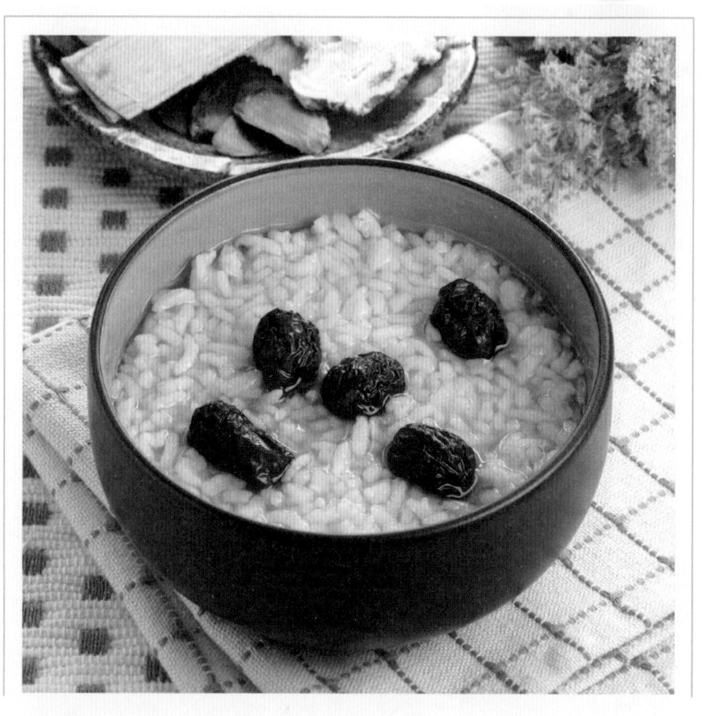

黃芪靈芝粥 —— 血氣雙補 · 安心寧神

【用途】 適用於氣血不足之疲倦乏力、睡眠欠佳者。

【材料】 白米 80 克，黃芪 60 克，紅棗 20 克，靈芝片 15 克，當歸、人參各 8 克，鹽適量。

【做法】 材料洗淨，瀝乾水分。紅棗去核。靈芝片，黃芪、當歸、人參加 10 碗水，大火煮滾後轉慢火煮至 5 碗水，去料留汁。白米、紅棗放入藥汁，大火煮滾後，轉慢火煮成粥，加鹽調味。

【食用】 代餐食用。

健脾益腎，調補氣血

天麻

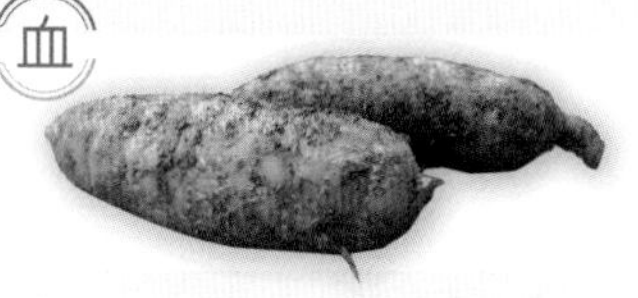

天麻靈芝懷山瘦肉湯 —— 健脾醒腦 · 增強體質

【用途】 適用於胃口欠佳，免疫力下降引致經常感冒。

【材料】 豬瘦肉350克，(懷)山藥25克，天麻15克，靈芝10克，蜜棗3顆，鹽適量。

【做法】 豬瘦肉洗淨，切塊，氽水。(懷)山藥、天麻、靈芝和蜜棗洗淨。(懷)山藥、天麻和靈芝放煲內，加適量水，煮滾後加豬瘦肉和蜜棗，改用小火煮2小時，下鹽調味。

【食用】 佐餐食用。

健脾益腎，調補氣血

芡實

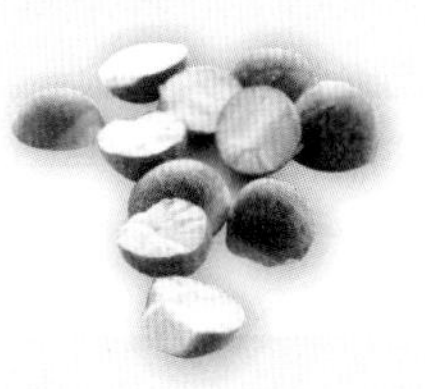

蓮子芡實烏雞湯 —— 健脾益氣 · 益腎安胎

【用途】 適用於腎虛弱之胃口欠佳，小便頻密。

【材料】 烏雞1隻，鮮懷山60克，鮮蓮子50克，芡實20克。

【醃料】 薑、生粉、生抽、糖、鹽各適量。

【做法】 鮮蓮子、芡實、鮮懷山、薑洗淨。鮮懷山削去外皮，切成片；薑切成絲。烏雞劏洗淨，用醃料醃20分鐘。把適量清水放進鍋內，用大火煮沸後，加入鮮蓮子、鮮芡實、鮮懷山，煮沸後改用小火煮20分鐘，再加入烏雞，煮至烏雞熟爛，下鹽調味即成。

【食用】 佐餐食用。

健脾益腎，調補氣血

當歸

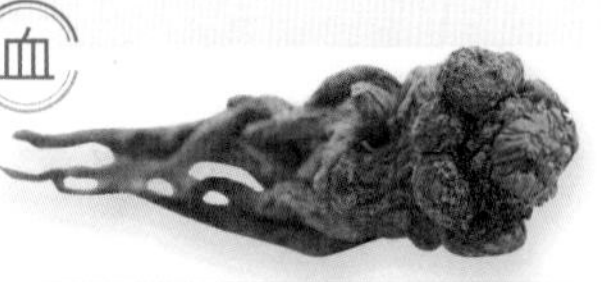

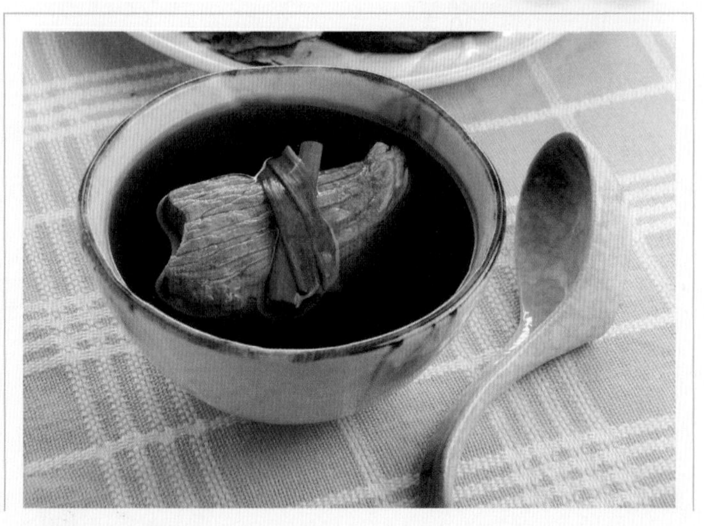

歸參鹿肉湯

補血益氣・填精補腎

【用途】 適用於面色萎黃，腰膝痠痛，陽痿早泄。

【材料】 鹿肉250克，人參、黃芪、芡實、枸杞子各5克，當歸、白朮、茯苓、熟地黃、肉蓯蓉、白芍、益智仁、仙茅、酸棗仁、(懷)山藥、遠志、牛膝、淫羊藿各3克，薑、葱、胡椒粉、鹽各適量。

【做法】 所有藥材洗淨，放進紗袋中備用。薑、葱洗淨，薑切片，葱切段。鹿肉洗淨，切塊，汆水備用。藥材紗袋、鹿肉、薑片、葱段放進鍋內，加入適量清水，用大火煮沸後，改用小火煮3小時，取出藥材紗袋，撒胡椒粉和下鹽調味即成。

【食用】 佐餐食用。

【注意事項】 陰虛火旺者不宜食用。

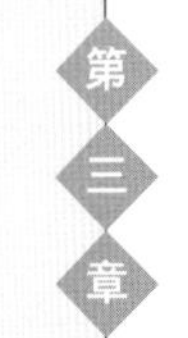

黃芪當歸三七粥

【用途】 適用於婦女氣血虛型之更年期綜合症，睡眠欠佳。

【材料】 小麥 100 克，黃芪、夜交藤各 30 克，當歸、桑葉各 12 克，胡麻仁 10 克，三七 6 克，紅棗 10 顆，白糖適量。

【做法】
1. 三七、紅棗洗淨，三七研成細末；小麥淘洗淨；紅棗去核。
2. 當歸、桑葉、黃芪、夜交藤、胡麻仁洗淨，放在鍋內，加入適量清水，煎煮成汁後，隔渣留汁，然後加入小麥、三七細末、紅棗，用小火煮成粥，粥快成時，加入白糖，待白糖完全融化即成。

【食用】 每天 2 次，空腹食用。

第四章

新冠肺炎的復康調理

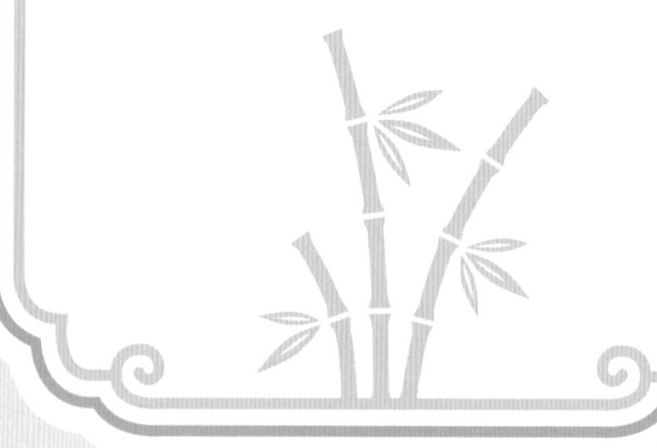

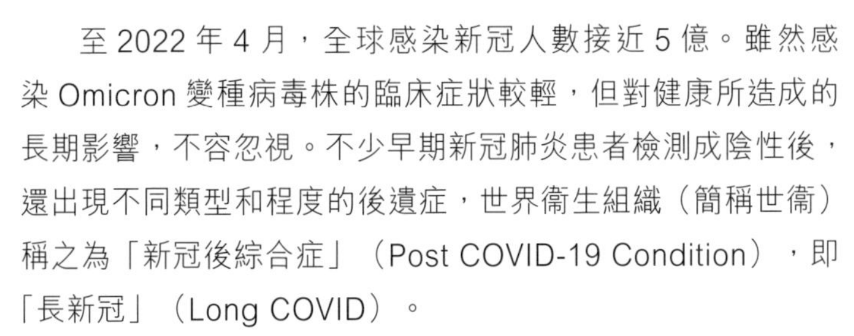

至 2022 年 4 月，全球感染新冠人數接近 5 億。雖然感染 Omicron 變種病毒株的臨床症狀較輕，但對健康所造成的長期影響，不容忽視。不少早期新冠肺炎患者檢測成陰性後，還出現不同類型和程度的後遺症，世界衛生組織（簡稱世衛）稱之為「新冠後綜合症」（Post COVID-19 Condition），即「長新冠」（Long COVID）。

由於新冠病毒在 2019 年底才首次出現，缺乏長期數據作研究。但最近有研究發現，新冠病毒可能會影響大腦或肺部出現異常。新冠引起的長期症狀是否會消失？患者是否會痊癒？後遺症最長可以持續多久？這些變化是否具永久性？以上問題，醫學界目前尚無定論。世界醫學權威雜誌《柳葉刀》於 2021 年 8 月發文稱，新冠長期症狀是現代醫學的頭號挑戰。

4.1 「長新冠」(Long COVID)的定義

世衛在官方聲明指出，新冠長期症狀，就是新冠後遺症。根據世衛 2021 年 10 月公佈的臨牀定義，這種症狀通常發生在已確診或可能被新冠病毒感染的人身上，通常「在染疫後 3 個月內出現、持續至少 2 個月，並且無法由其他診斷解釋」。「長期」的時間跨度目前沒有統一標準，英國一項研究稱將跟蹤 25 年。從最初發現新冠病毒距今只有兩年多，需要更長時間的觀察和積累相關數據。根據英國醫務人員的指南，持續超過 12 週且無法用其他原因解釋的症狀，應該屬於「長新冠」的範疇。

4.2「長新冠」的常見症狀

參考了世衛的資料及隨訪了香港 62 名新冠康復者，總結了「長新冠」較常見的 10 個症狀，歸納如下。（各人症狀、嚴重程度和持續時間因人而異。還有其他的症狀如味覺和嗅覺的變化、聽力和視力問題、皮疹等，不在此詳述。）

❶ 疲倦乏力
❷ 氣短氣促，胸悶或痛
❸ 咳嗽多痰（乾咳、痰咳、咳喘）
❹ 頭暈眼花，記憶力和注意力問題（「腦霧」）
❺ 睡眠困難 / 失眠 / 多夢
❻ 大便稀爛 / 腹瀉
❼ 頭痛
❽ 食慾不振 / 胃口欠佳
❾ 焦慮 / 抑鬱
❿ 肌肉痠痛或關節痛

4.3 中醫藥對新冠的復康調理原則

中醫藥有數千年對抗各種疫情的歷史，從傷寒、溫病、到嚴重急性呼吸道症候群冠狀病毒（SARS）等治療經驗總結，中醫藥不僅有效針對疫病的預防和治療，而且對復康期的調理仍大有可為，其主要的原則為：

1 扶助正氣、培元固本

大病初癒，身體處於虛弱的狀態。雖然病症已經消失，但病邪仍潛伏在體內，此時人體臟腑氣血不足，機體陰陽失衡，正氣還未順復。

正氣存內，邪不可干。中醫講究「藥食同源」，通過飲食達到強健體魄、驅散病邪的目的。調整飲食是人類治病養生最好的方法。雖說餘邪未盡不可盲目進補，但仍可選用清輕的食物和藥材進行調理，清淡飲食能減少體內積熱。日常健康飲食，應以不煙酒及清淡飲食為原則，尤其應該減少煎炸及辛辣的食品，降低外邪入侵的機會。

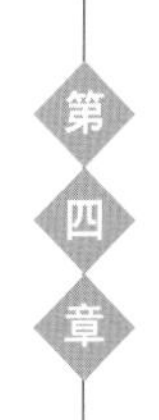

2 充足睡眠、勞逸結合

充足睡眠，避免耗血傷神。新冠肺炎康復後，應該重新檢視自己的日常生活及飲食習慣，保證充足的睡眠時間，減少捱夜及日夜顛倒的情況，以免耗血傷神。康復後建議患者根據自身情況，進行適量運動增加氣血流動，也可以幫助肺、脾臟腑的恢復。建議康復患者在白天時間運動，多曬太陽以增加體內陽氣，減少氣短乏力的情況。

3 心情愉悦、調理情志

中醫歷來重視情緒對疾病的影響，過度或偏激的情緒會影響臟腑平衡與功能，降低抗病能力，影響疾病的恢復。以情制情，是在中醫五行相生相剋理論指導下，以一種情志抑制另一種情志，以淡化消除過度或偏激的情緒，平衡精神狀態，達到治療疾病的目的。例如悲憂傷肺，喜勝悲憂，就是說明長期的悲傷情緒容易損傷肺氣，而喜悦快樂的情緒則有助對抗悲傷情緒，以減少對肺臟的不良影響。因此，對於恢復期肺、脾氣虛的患者，保持愉悦的心情非常重要。多聽歡快的歌曲、多看幽默的笑話、多看小品、喜劇等愉悦影視節目等，都有利於新冠病情的康復。

4.4 中醫藥對新冠復康期的調理方法

復康期居家期間，可以參考國家衛生健康委員會辦公廳和國家中醫藥管理局辦公室印發的《新型冠狀病毒肺炎恢復期中醫康復指導建議（試行）》，增強體質以利恢復健康。以下總結該文，介紹中醫藥對新冠復康期的調理方法：

1 穴位按摩

穴位按摩能產生促進身體的生理效應、調節人體的免疫機能、提高自然的抗病能力，同時還可強化身體肌肉、神經、關節等系統，並促進體內血液及淋巴循環系統的正常化。穴位按摩是能感受酸、麻、脹、重為原則，千萬不要按壓過度造成組織的傷害。

身體穴位

穴位選擇：內關（雙側）、孔最（雙側）、膻中、足三里（雙側）等。

操作方法：將兩手的大拇指分別放在兩側穴位上，用拇指端觸摸皮膚並稍加按壓，小幅度環轉按揉穴位至輕微酸脹感，每穴揉按 15 秒，休息 3 秒後再次按揉，5 至 10 次後換下一穴位。

耳穴

摩擦耳輪：手握空拳狀，拇指置於耳後，與食指沿耳輪上下往返推拏摩擦，至耳廓充血發熱。

提拉耳尖：雙手拇指與食指捏住耳尖，揉搓數秒後朝上提拉，至該處充血發熱。

下拉耳垂：雙手拇指與食指指腹捏住耳珠，揉搓數秒後朝下拉扯，至該處充血發熱。

鳴天鼓　：雙手掌心搓熱，按壓兩外耳道，四指放置於頭部後方，食指抬起放於中指上，後用力將食指從中指滑下，敲擊腦後枕部，共叩擊 30 至 40 次。

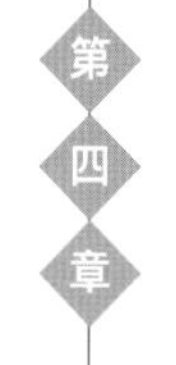

掃碼觀看穴位按摩視頻

2 傳統功法

在傳統功法方面，康復者可以鍛煉「八段錦」、「太極拳」或「六字訣」等太極氣功，運動配合呼吸，根據個人體質狀況，調整當天運動方式及總量，以能承受為度。各功法教學片段可以在網上取得，康復者可以透過網上教學自行練習。

	練習時間	每日練習次數
八段錦	10 至 15 分鐘左右	1 至 2 次
太極拳	每次 30 至 50 分鐘為宜	每日 1 次
六字訣	腹式呼吸配合發音，「嘘（xu）、呵（he）、呼（hu）、呬（si）、吹（chui）、嘻（xi）」，依次唸每個字 6 秒，反覆 6 遍	1 至 2 次

3 藥浴和足浴

藥浴和足浴不僅可以通過蒸氣的溫熱刺激和氣壓作用，

刺激湧泉穴，還起到「補腎」的作用。中醫認為，腳是人體的第二心臟，對健康極為重要，而「腎出於湧泉，湧泉者足心也」，腎經之氣猶如源泉之水，由足心湧出，灌溉周身四肢各處。採用外治法，使藥物通過皮膚穴位吸收，發揮其功效，達到多種內在疾病的治療目的。適當的藥浴能疏通經絡，促進代謝，增強抵抗力，從而強身防病；足部熏洗，有助緩解抑鬱、焦慮、失眠等症狀。

4 膳食調理

總體建議是注重飲水、通利二便，並注重開胃、利肺、安神、通便。根據食物屬性和患者情況，進行分類指導：

症狀	推薦食物
怕冷、胃涼等症狀	生薑、葱、芥菜、芫荽、白胡椒等
有咽乾、口乾、心煩等症狀	茶、豆豉、楊桃、粉葛等
有咳嗽、咯痰等症狀	梨、百合、花生、杏仁、白果、烏梅、小白菜、陳皮、紫蘇、蜜糖等
有食慾不振、腹脹等症狀	山楂、山藥、白扁豆、茯苓、萊菔子、砂仁等
便秘等症狀	蜂蜜、香蕉、火麻仁、核桃等
失眠等症狀	酸棗仁、柏子仁等
有乏力、氣短、精神狀態等症狀	人參、西洋參、黨參、黃芪等

第五章

新冠肺炎的預後食療

本章所列出的症狀，是參考文獻的報道的 105 位復康期的症狀，以及本團隊隨訪了 62 名新冠復康者的常見後遺症狀（轉陰後一個月內），當中出現咳嗽多痰（乾咳、痰咳、喘咳）者佔 65%；疲倦乏力者佔 55%；氣短氣促、胸悶或痛者佔 34%；睡眠困難、失眠多夢者佔 32%；肌肉痠痛或關節痛者佔 31%；頭暈眼花、記憶力和專注力問題（「腦霧」）者佔 26%；腸胃問題者佔 16%；頭痛者佔 15%；食慾不振及焦慮抑鬱者各佔 8%。部分人士可能出現多於一種的症狀。

以下總結了上述十種預後症狀，並作詳細論述和相關重點食療方、調理方向，以及復康調理原則，供讀者參考。若對自身體質和情況有任何疑問，服用預後食療前，可先諮詢中醫師及中藥藥劑師的專業意見。

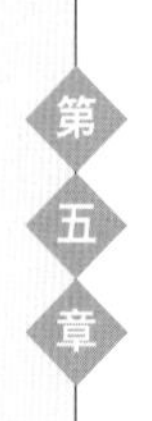

5.1 預後出現疲倦乏力

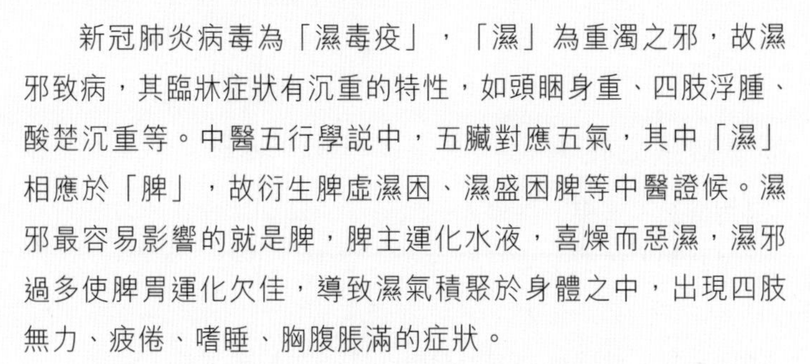

新冠肺炎病毒為「濕毒疫」，「濕」為重濁之邪，故濕邪致病，其臨牀症狀有沉重的特性，如頭睏身重、四肢浮腫、酸楚沉重等。中醫五行學説中，五臟對應五氣，其中「濕」相應於「脾」，故衍生脾虛濕困、濕盛困脾等中醫證候。濕邪最容易影響的就是脾，脾主運化水液，喜燥而惡濕，濕邪過多使脾胃運化欠佳，導致濕氣積聚於身體之中，出現四肢無力、疲倦、嗜睡、胸腹脹滿的症狀。

針對新冠疫毒夾帶的濕熱之邪及其對脾臟的損傷，預後出現疲倦乏力，食療宜用健脾祛濕的食材；若久病仍有餘熱，亦可配合清涼的食材以助發散。

推介食療

疲倦乏力 健脾祛濕

五指毛桃（南芪）

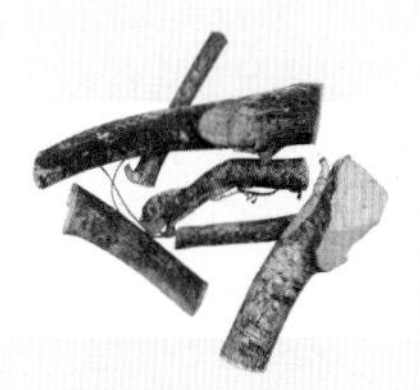

南芪黨參茯苓飲——健脾益氣 · 祛濕

【用途】 適用於脾胃虛濕困致疲倦乏力、氣短聲低、口淡食少。

【材料】 五指毛桃 20 克，龍眼肉 15 克，茯苓、黨參各 10 克，紅棗 15 顆。

【做法】 五指毛桃、茯苓、黨參、龍眼肉、紅棗洗淨，紅棗去核。所有材料放進鍋內，加入適量清水，用大火煮沸後，改小火煎煮 1 小時即成。

【食用】 代茶飲用，每天 1 劑。

疲倦乏力 健脾祛濕

黃芪（北芪）

北芪薏米鵪鶉湯——利水除濕 · 健脾益胃

【用途】 適用於脾胃虛弱所致的水腫肥胖、易於疲勞。

【材料】 鵪鶉 2 隻，豬瘦肉 250 克，北芪、薏米各 20 克，生薑 2 片，鹽適量。

【做法】 鵪鶉去內臟，洗淨，汆水；瘦肉洗淨，切塊，汆水。北芪、薏米、生薑洗淨。把以上材料放入鍋中，加入適量水，用大火煲滾，改小火煲 3 小時，下鹽調味即成。

【食用】 佐餐食用。

疲倦乏力 健脾祛濕

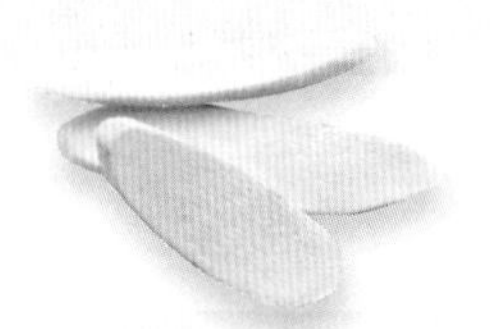

（懷）山藥

懷山栗子羹——健脾 · 固腎 · 益氣

【用途】 適用於大便稀爛，疲倦乏力，腰膝酸軟。

【材料】 栗子肉 250 克，豬瘦肉 200 克，（懷）山藥 25 克。

【做法】 栗子肉放熱水中浸泡，除去外皮，洗淨。豬瘦肉洗淨，切塊，汆水，過冷河。所有材料放鍋內，加適量水，用小火燜煮，直至熟爛。

【食用】 飲湯食肉。

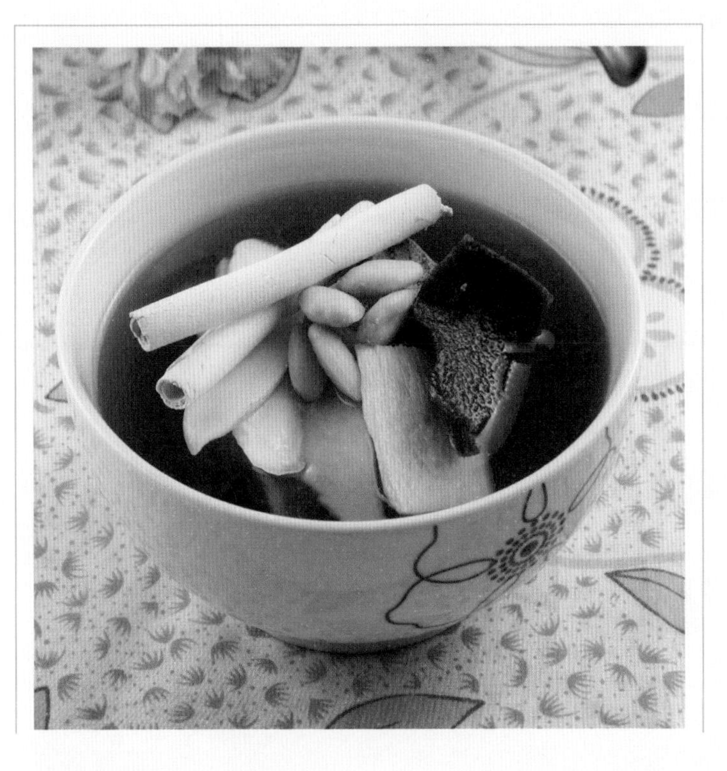

扁豆陳皮懷山煲尾龍骨——健脾祛濕・理氣和胃

【用途】 適用於疲倦乏力，頭身困重，口渴面黃，食慾不振，噁心嘔吐，小便不利等。

【材料】 尾龍骨 480 克，白扁豆、（懷）山藥各 40 克，陳皮 1/3 個，茯苓 20 克，老薑 2 片，鹽適量。

【做法】 白扁豆、（懷）山藥、茯苓洗淨，瀝乾水分；陳皮洗淨，浸軟，去內瓤。尾龍骨斬件，氽水，洗淨。湯煲加適量水，放入以上材料，大火煮滾，改小火煮 2 小時，下鹽調味。

【食用】 佐餐食用。

5.2 預後出現氣短、氣促、胸悶或痛

人體的肺臟是與外界直接接觸的臟腑，新冠疫毒屬外邪首先侵犯肺衛，身體正氣與外感邪氣鬥爭，繼而入裏化熱，侵犯臟腑，耗傷氣血。康復期人體正氣尚未完全恢復，常見病後受損所致的肺氣虛弱，出現氣短氣喘、乏力懶言、自汗、胸悶或痛等症狀。食療當以**補益肺氣**為主，若患者有餘邪未盡宜選清輕食材和藥材，切忌盲目進補。

推介食療

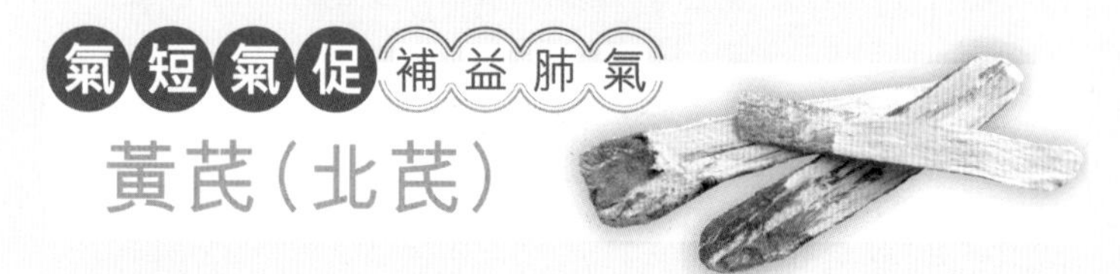

黃芪菊花飲 —— 清熱益肺

【用途】 適用於氣虛易外感，咳嗽。

【材料】 黃芪 10 克，金銀花、菊花、桔梗、白朮、防風各 5 克，甘草 3 克。

【做法】 黃芪、金銀花、菊花、桔梗、白朮、防風、甘草洗淨。把以上材料放入鍋中，加入適量水，用大火煲滾，改小火煲 30 分鐘，即可飲用。

【食用】 每天 1 劑，分 4~6 次服用，連續服用 1 星期。

氣短氣促 補益肺氣

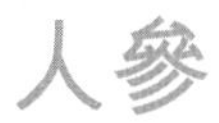

人參

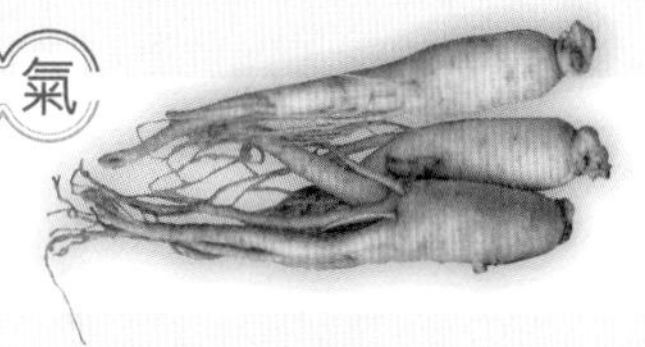

生脈茶 —— 益氣養陰 · 斂汗生脈

【用途】 適用於氣短身疲，咽乾舌燥，心悸胸悶，自汗。

【材料】 五味子、麥冬各 6 克，人參 5 克。

【做法】 1. 將所有材料洗淨。

2. 將藥材入鍋，加入適量水，煎煮 30 分鐘，取藥汁即可。

【食用】 每日 1 次，代茶頻飲。

氣短氣促 補益肺氣

（懷）山藥

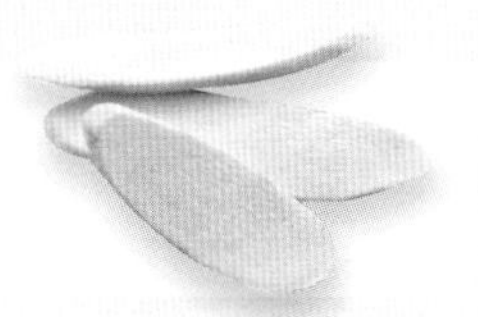

太子參懷山飲 —— 健脾益胃 · 止嘔

【用途】 適用於兒童消化不良的泄瀉、脾虛體倦、食慾不振、自汗口渴、肺燥乾咳。

【材料】 生切（懷）山藥、太子參各 20 克，瘦肉 300 克。

【做法】 1. （懷）山藥、太子參和瘦肉洗淨，放適量水中煎煮 1.5 小時。

2. 煮滾後，隔渣取汁，即可飲用。

【食用】 每天 1 次。

氣短氣促 補益肺氣

紅棗

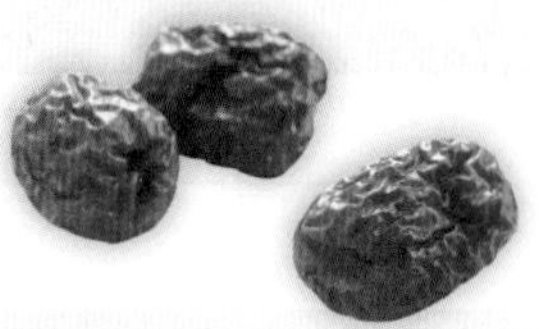

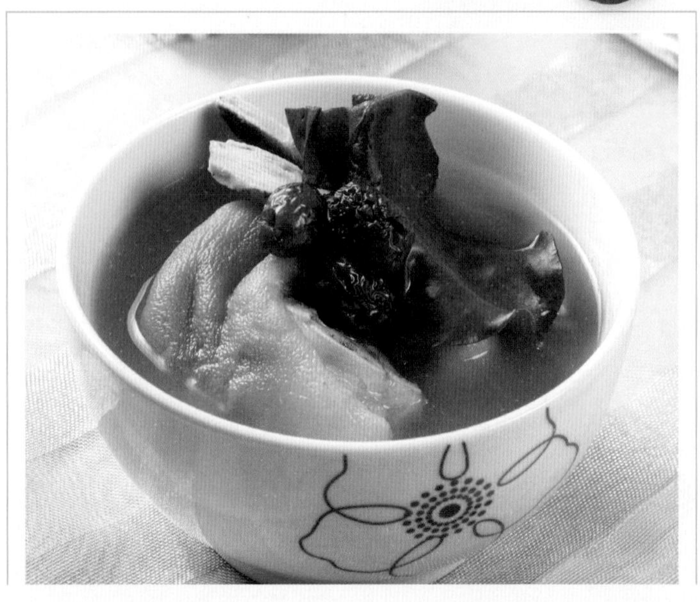

黃芪紅棗豬腳湯 —— 補血益氣 · 健脾和胃

【用途】 適用於脾胃虛弱所致神疲乏力、口乾氣短、膚乾多皺。

【材料】 豬腳 500 克，黃芪、木耳各 30 克，紅棗 6 顆，冰糖適量。

【做法】 豬腳刮毛，洗淨，斬塊，汆水。木耳放水中浸泡，去蒂，洗淨，撕成塊。紅棗、黃芪洗淨。紅棗、黃芪、木耳、豬腳放鍋內，加適量水，大火煮滾，改小火煮 2 小時，撈出黃芪，加冰糖，繼續煮 10 分鐘。

【食用】 佐餐食用。

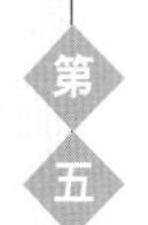

5.3 預後出現咳嗽多痰

新冠疫毒引起的咳嗽，包括因（1）久病化熱傷耗津液引起的乾咳；（2）脾失運化令濕邪積聚而致的痰咳；及（3）肺失宣降而致的咳喘。食療應針對不同的咳嗽證候而定，但基本原則是，乾咳宜選潤肺、生津、滋陰的食材；痰咳宜選化痰祛濕的食材；咳喘則以止咳平喘的食材應對。切記不可以在不辨中醫證型的情況下，隨便以一種方藥應對，可有弄巧反拙之虞。

1 預後出現乾咳

新冠疫毒侵犯肺臟，入裏化熱，熱邪傷耗肺陰，導致肺陰虛，津液被損耗，肺失清潤，故形成咽喉乾癢、無痰或少痰、不易咯痰及乾咳的情況，食療上宜選用潤肺、生津、滋陰的食材。

推介食療

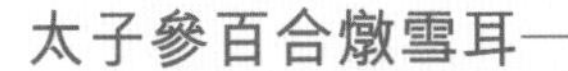

百合

太子參百合燉雪耳 —— 益氣養陰・清熱潤燥

【用途】 體倦乏力，燥熱咳嗽，痰中帶血，虛煩驚悸，失眠多夢。

【材料】 百合、太子參各15克，雪耳12克，冰糖適量。

【做法】 雪耳用水浸發，去蒂和雜質，洗淨。與洗淨的百合、太子參一同放入鍋內，加適量水，先用大火煮滾，再轉用小火燉至雪耳熟脸，加冰糖調味。

【食用】 每天食1劑，分2次，溫熱食用。

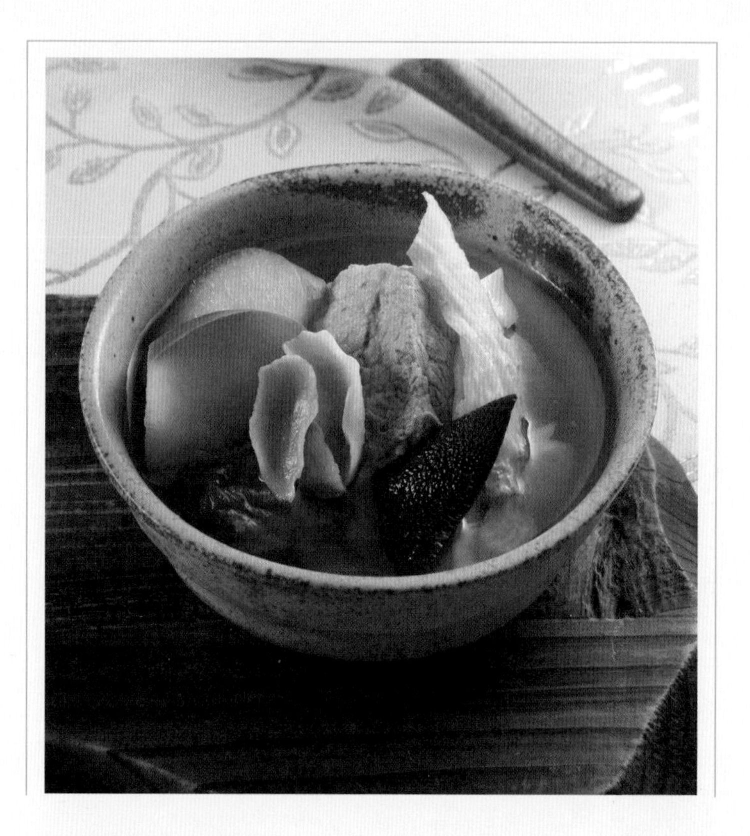

玉合蘋果豬肉湯——滋陰益氣・化痰止咳

【用途】 適用於乾咳無痰，氣陰兩虛之失眠等。

【材料】 玉竹、百合各 30 克，蜜棗 5 顆，陳皮 1 塊，大蘋果 3 個，豬肉 250 克，鹽適量。

【做法】
1. 全部材料洗淨（鹽除外）。
2. 陳皮浸軟，去瓤；蘋果去核、切塊；豬肉切塊，氽水。
3. 再將藥材及蘋果放入砂鍋，加適量水，煮滾時加入豬肉，中火煮約 2 小時，下鹽調味。

【食用】 食肉飲湯。

雪耳

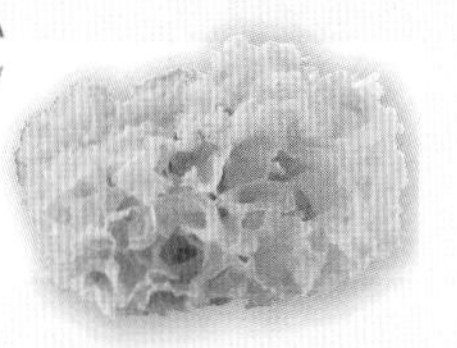

雪耳燕窩瘦肉粥——益氣養陰 · 安神

【用途】 適用於氣陰兩虛引致咳嗽少痰、氣短倦怠。

【材料】 大米 60 克，豬瘦肉 50 克，雪耳 15 克，燕窩 5 克，鹽適量。

【做法】 大米淘洗淨，瀝乾水分。燕窩放在清水中浸泡，除去雜毛後洗淨。雪耳放在清水中浸泡，去蒂，洗淨後撕成小朵。豬瘦肉洗淨，剁成肉碎。以上材料放進鍋內，加入適量清水，用大火煮沸後，改用小火煮至米爛成粥，下鹽調味即成。

【食用】 早、晚餐食用。

蘋果雙耳鯽魚湯——滋潤益氣 · 活血護膚

【用途】 適用於氣陰兩虛之乾咳，膚色暗啞，黑眼圈。

【材料】 雪耳、黑木耳各 10 克，蘋果 1 個，鯽魚 1 條，薑片、鹽各適量。

【做法】 材料洗淨，瀝乾水分。雪耳、黑木耳放在清水中浸泡，去蒂，洗淨後撕成小朵。蘋果去皮，去核，切大塊。鯽魚除去內臟，洗淨。燒熱油鑊，把鯽魚煎至兩面呈金黃色備用。雪耳、黑木耳、蘋果、薑片、鯽魚放進鍋內，加入適量清水，用大火煮沸後，改用小火煮 2 小時，下鹽調味即成。

【食用】 佐餐食用。

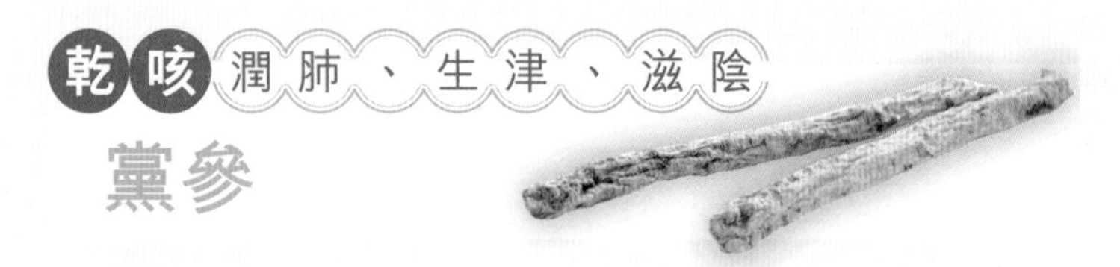

二冬枸杞黨參煲排骨

補血養心 • 養陰潤肺 • 補肝腎

【用途】 適用於老人乾咳，睡眠欠佳，口乾。

【材料】 排骨 500 克，絲瓜 300 克，枸杞子 9 克，天冬、麥冬、黨參各 6 克，茯苓、遠志各 3 克，乾貝 2 粒，鹽適量，水 1500 毫升。

【做法】
1. 材料洗淨，瀝乾水分。
2. 排骨汆水後洗淨。
3. 乾貝以水浸泡約 2 小時；絲瓜去皮後切塊。
4. 將以上材料放入鍋中，加水，武火煮沸後，文火煮 2 小時，下鹽調味即可。

【食用】 佐餐食用。

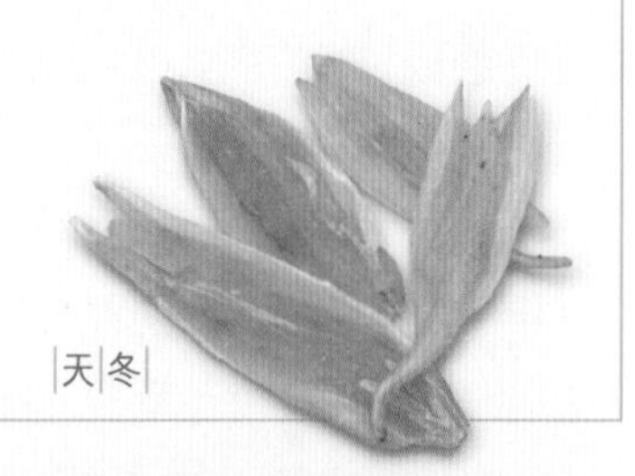
天冬

2 預後出現痰咳

肺主一身之氣，主通調水道。新冠疫毒犯肺使肺失肅降之功，故有咳喘；水道失司，濕聚而鬱阻於肺，亦礙脾胃運化，使濕重加劇，容易成痰。食療上宜選用化痰祛濕的食材。

痰咳 化痰祛濕

陳皮

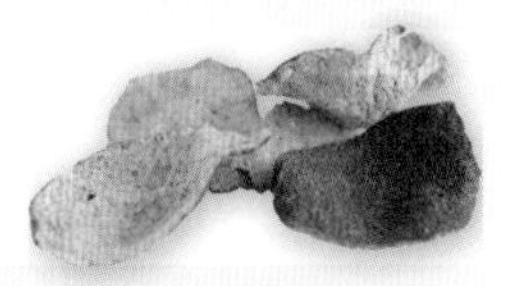

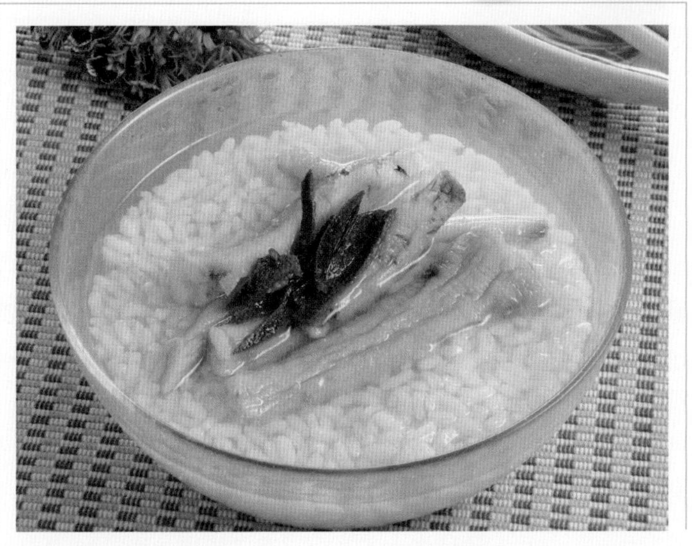

陳皮桔梗粥 —— 燥濕化痰 · 潤肺止咳

【用途】 適用於咳嗽痰多，咽喉腫痛，便秘。

【材料】 大米 150 克，桔梗 30 克，陳皮 10 克，冰糖 30 克，清水 1500 毫升。

【做法】 洗淨材料，瀝乾水分。陳皮浸軟，切絲。桔梗切片，壓碎冰糖。將大米、陳皮、桔梗放入鍋內，加清水，用武火煮滾，去沫，再用文火燉煮 35 分鐘，加入冰糖碎即可。

【食用】 每日 1 次。

陳皮貝母粥 —— 滋陰潤肺 · 清化熱痰

【用途】 適用於痰咳氣喘、胸悶氣急。

【材料】 大米 100 克，陳皮 7 克，川貝母 5 克，冰糖適量，清水 1200 毫升。

【做法】
1. 洗淨材料，瀝乾水分。
2. 川貝母、陳皮切碎或磨成粉末。
3. 加清水入鍋，放入大米，用武火煲滾後，再用文火熬煮 30 分鐘成粥，加入川貝母、陳皮再煮 2 分鐘，加入冰糖即可。

【食用】 每日 1 次。

陳皮牛腩湯 —— 開胃消食 · 化痰祛瘀

【用途】 適用於脾胃虛弱、多痰、關注血壓人士。

【材料】 牛腩 500 克，蓮藕 30 克，海帶 15 克，陳皮 6 克，清水 2000 毫升，鹽適量。

【做法】
1. 洗淨材料，瀝乾水分。
2. 牛腩切塊，汆水，再洗淨備用。
3. 蓮藕去皮、切絲；海帶切絲；陳皮浸軟，切粒。
4. 將材料放入鍋內，加清水，用武火煮滾後，轉文火熬 1 小時，下鹽調味即成。

【食用】 適量飲用。

痰咳 化痰祛濕

茯苓

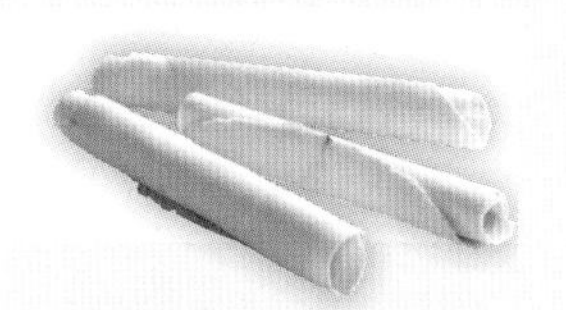

蘇子薏仁茯苓粥 —— 健脾利濕．降氣化痰

【用途】 適用於痰濕咳嗽。

【材料】 薏苡仁 60 克，茯苓、蘇子各 15 克。

【做法】 茯苓洗淨，研成粉末。蘇子、薏苡仁洗淨，蘇子放進紗袋中備用。以上材料放進鍋內，加入適量清水，用大火煮沸後，改小火煮成粥，取出蘇子紗袋即成。

【食用】 每晚服食。

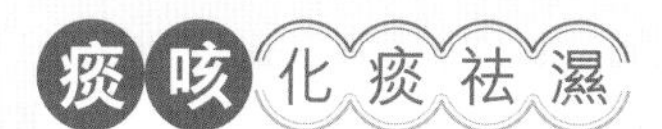

枇杷葉

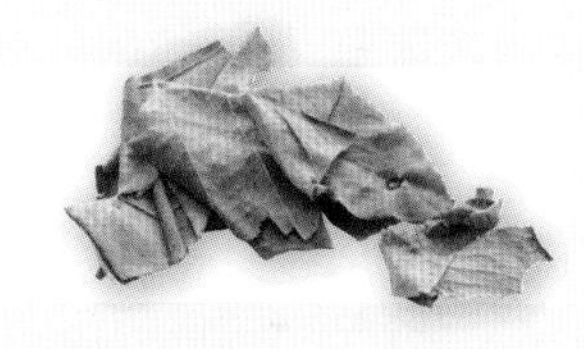

枇杷枸杞雪耳蜂蜜飲 清肺和胃．化痰止咳．補益肝腎

【用途】 適用於肺燥咳嗽，以及口乾咽燥、胃口欠佳、頭暈倦怠。

【材料】 雪耳 30 克，枇杷葉、枸杞子各 20 克，蜂蜜適量。

【做法】 材料洗淨，瀝乾水分。雪耳放在清水中浸泡，去蒂，洗淨後撕成小朵。枇杷葉放進鍋內，加入適量清水，用大火煮 20 分鐘，取出枇杷葉棄去，放進雪耳和枸杞子，改用小火煮 1 小時，離火加入蜂蜜，拌勻即成。

【食用】 每日 1 次。

3 預後出現喘咳

新冠疫毒犯肺，使肺失肅降之功，氣因此逆行而上，形成咳喘、氣促、胸悶等症狀，食療上宜選用止咳平喘的食材應對。

推介食療

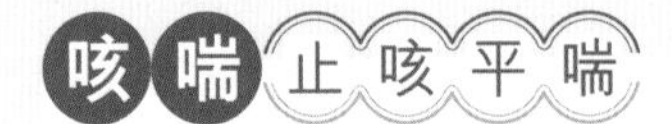

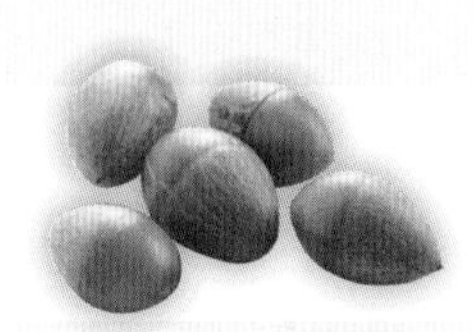

白果

茯苓白果粥

止咳平喘 · 止帶縮尿

【用途】 適用於喘咳，小便頻數，遺尿，婦女帶清稀多。

【材料】 粳米60克，黨參30克，白果10顆，茯苓20克，紅糖適量。

【做法】
1. 茯苓、黨參洗淨，放進鍋內，加入適量清水，煎煮成藥汁，隔渣取汁備用。
2. 白果去殼，去衣去芯，洗淨；粳米淘洗淨。
3. 白果、粳米放進鍋內，加入藥汁，再加入適量清水，用大火煮沸後，改小火煮成粥，加入紅糖，待紅糖完全融化即成。

【食用】 每天1劑，分2次食用。

白果烏雞湯 —— 益氣養陰・固澀止帶

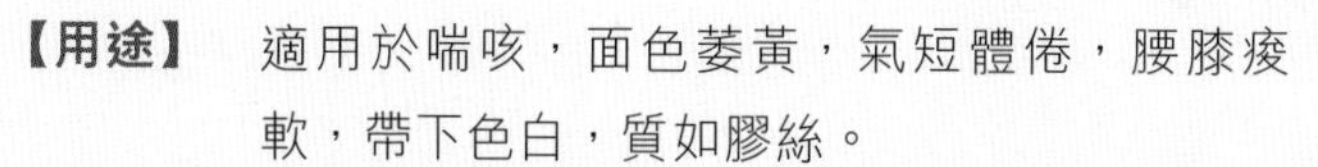

【用途】 適用於喘咳，面色萎黃，氣短體倦，腰膝痠軟，帶下色白，質如膠絲。

【材料】 烏雞 1 隻（約 500 克），白果 10 顆，乾百合 30 克，糯米 15 克，鹽、胡椒各適量。

【做法】 1. 將烏雞劏洗淨，去內臟，洗淨；乾百合、糯米、胡椒洗淨。

2. 把白果、乾百合、糯米、胡椒裝入雞腹腔內，封口後，放至燉盅內並加蓋，隔水用小火燉 2~3 小時，至雞熟腍，下鹽調味即成。

【食用】 可分 2~3 次食，飲湯，食肉、白果等。

咳喘 止咳平喘

苦杏仁（北杏）

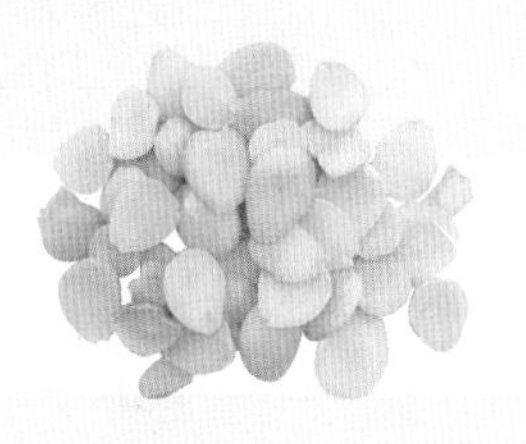

南北杏茯苓瘦肉湯 —— 健脾益氣・止咳平喘

【用途】 適用於氣虛痰壅所致喘咳。

【材料】 豬瘦肉 300 克，茯苓、(懷)山藥、南杏仁各 20 克，北杏仁、桑白皮各 10 克，蜜棗 3 顆，鹽適量。

【做法】 茯苓、(懷)山藥、南杏仁、北杏仁、桑白皮、蜜棗洗淨。豬瘦肉洗淨，切塊。以上材料放進鍋內，加入適量清水，用大火煮沸後，改小火續煮 2 小時，下鹽調味即成。

【食用】 佐餐食用。

百合

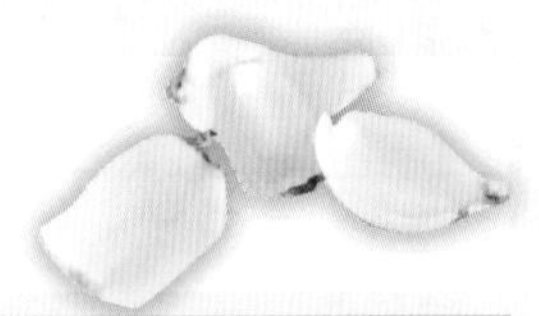

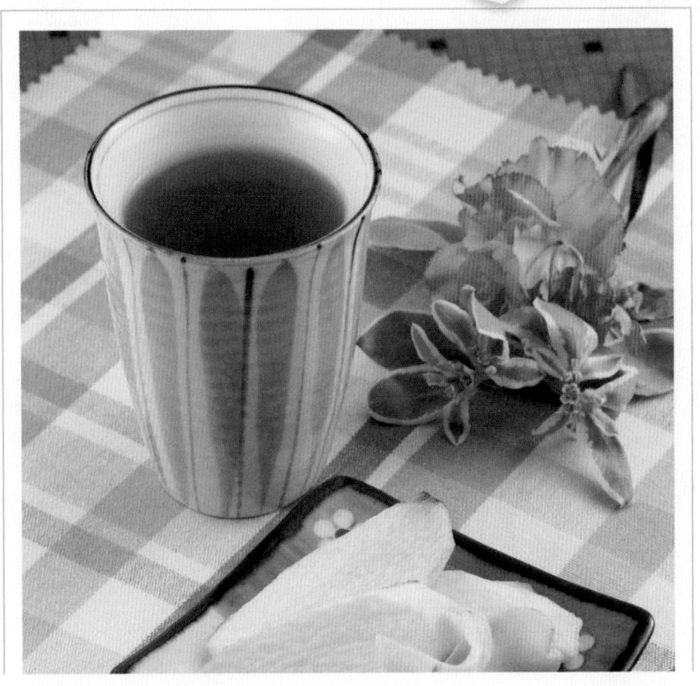

懷山蔗汁 潤肺止咳

【用途】 適用於咳嗽痰喘。

【材料】 鮮（懷）山藥 500 克，杏仁、百合各 100 克，甘蔗汁 2 杯。

【做法】 杏仁、百合洗淨，用 6 杯水煮熟。鮮（懷）山藥去皮，洗淨，切片，放入水中一起煮滾。加甘蔗汁續煮滾，即可飲用。

【食用】 每天 2 次，連飲數天。

燕窩

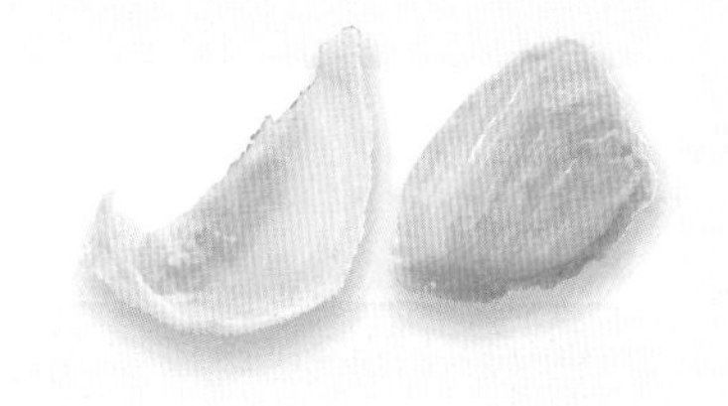

南北杏雪耳銀杏燕窩湯

潤肺養陰 ・ 平喘止咳 ・ 理氣除痰

【用途】 適用於陰虛內熱型體虛、咳嗽、痰多、飲食不振、口乾喉涸、大便秘結等人士。

【材料】 豬瘦肉 120 克，南杏仁 20 克，北杏仁 16 克，雪耳 20 克，燕窩 10 克，陳皮 10 克，白果 10 顆，鹽適量，水 800 毫升。醃料：鹽 1 茶匙，生粉 1 茶匙，生抽 1 茶匙，油 1 茶匙。

【做法】
1. 燕窩用清水浸 6 小時，把燕窩上的小毛及雜質挑掉，用篩把燕窩隔水。
2. 豬瘦肉洗淨，抹乾水，切絲，加入醃料拌勻，醃 20 分鐘。
3. 南杏仁、北杏仁分別去皮，洗淨；白果去殼取肉，以開水浸去外層薄膜，去芯，洗淨；雪耳浸泡 3 小時，撕成大朵；陳皮洗淨，刮去瓤。
4. 鍋內加水，煮沸後，放進以上材料，再煮沸後，轉中火煮 2 小時，下鹽調味即成。

【食用】 佐餐食用。

5.4 預後出現頭暈眼花，記憶力和注意力問題（「腦霧」）

頭暈眼花的致病因素主要為虛、風、痰。新冠疫毒為濕毒疫，濕邪使脾胃失去運化功能，積聚成痰。風、熱、濕邪的侵犯傷及人體肺脾，導致氣血兩虛、津液耗損，出現頭暈耳鳴、少寐健忘等症狀。食療上應選用健脾補肺、滋陰、益氣補血的食材為宜。

中醫並無「腦霧」一詞，但與失神、健忘、精神恍惚等症狀範疇相似。其實不單只是新冠肺炎，部分內科疾病患者康復後，部分會出現輕度認知障礙、注意力不集中、記憶力變差、反應遲滯等問題。中醫認為，這與心、脾、腎的健康有關，因為心臟神主神明，腎臟精通於腦，脾主意與思。故新冠康復期患者可因久病損及心、脾、腎，而引致記憶力和注意力問題（「腦霧」）。食療宜選用補益心脾，補腎益精的食材。

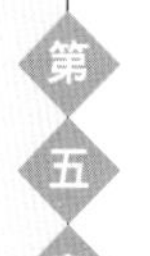

推介食療

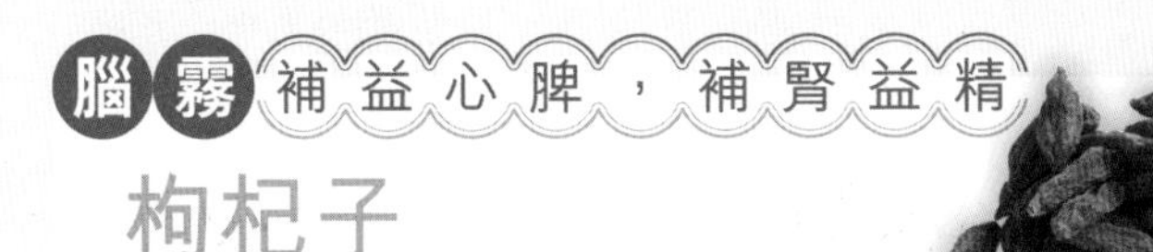

枸杞子

枸杞桑椹飲 —— 補益腎氣 · 烏鬚黑髮

【用途】 適用於目暗耳鳴，腸燥便秘，潮熱遺精，咳嗽，頭髮早白。

【材料】 枸杞子、桑椹各 15 克。

【做法】 1. 將枸杞子、桑椹洗淨。

2. 放入砂鍋內，加3碗水煎至1碗，取汁飲用。

【食用】 代茶飲。每天 1 劑，分 2 次。

旱蓮枸杞粥 —— 補腎益肝 · 養陰補血

【用途】 適用於記憶力變差，腰膝酸軟，目暗耳鳴，關節不利，腸燥便秘，潮熱遺精，頭髮早白。

【材料】 旱蓮草、菟絲子各 15 克，五味子 10 克，女貞子、枸杞子各 20 克，粳米 100 克，冰糖適量。

【做法】 1. 將前五種材料用水浸泡 20 分鐘，去沫。

2. 再放入鍋中，先用大火煎滾，再用小火煎汁，去渣。

3. 與洗淨的粳米一同煮成粥，加冰糖調味。

【食用】 每天食 1 劑，分數次食用。

腦霧 補益心脾，補腎益精

龍眼肉（桂圓）

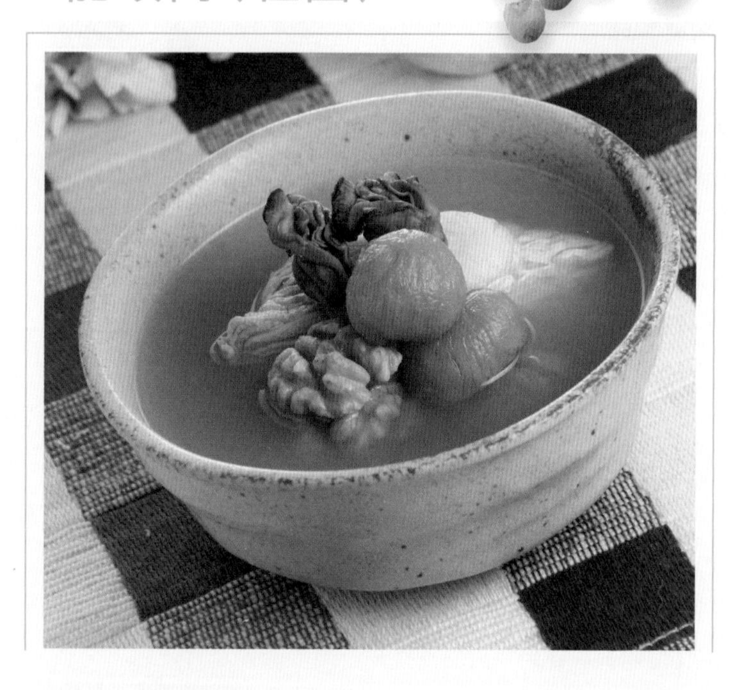

桂圓核桃瘦肉湯 —— 健血・防白髮

【用途】 適用於陰血虛弱引致頭暈眼花，白髮過早出現的人士。

【材料】 豬瘦肉 150 克，龍眼肉、核桃、淡菜（蠔豉）各 10 克，薑 3 片，鹽適量。

【做法】 豬瘦肉切塊，汆水，洗淨。龍眼肉、薑片洗淨；淡菜去雜質，洗淨。鍋內加適量水，煮滾，放入處理好的材料，再大火煮滾，改小火煮約 3 小時，下鹽調味。

【食用】 經常飲用。

頭暈眼花 健脾補肺、滋陰、益氣

紅棗

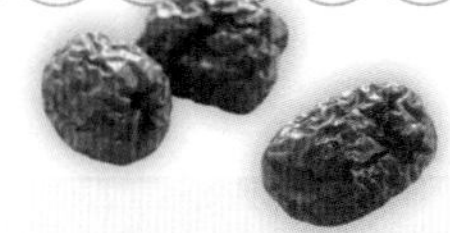

鮮奶紅棗紫米露

養血益氣

【用途】 適用於氣血不足引致頭暈目昏、神疲乏力。

【材料】 黑糯米150克，鮮牛奶250毫升，紅棗12顆，枸杞子15克，白糖適量。

【做法】 黑糯米淘洗乾淨。紅棗、枸杞子洗淨，紅棗去核。紅棗、黑糯米放鍋內，加5杯水，用小火煮至糯米熟軟，加枸杞子，繼續煮15分鐘，再加鮮牛奶和白糖，待白糖完全融化。

【食用】 當點心食用。

頭暈眼花 健脾補肺、滋陰、益氣

天麻

天麻陳皮燉豬腦湯

平肝熄風

【用途】 適用於頭暈頭痛，精神恍惚。

【材料】 豬腦1個，天麻10克，陳皮10克，沸水500毫升，鹽適量。

【做法】 材料洗淨，瀝乾水分。豬腦放在清水泡浸約20分鐘，撇去血筋。將全部材料放入燉盅內，加沸水，燉盅加蓋，文火隔水燉2小時，下鹽調味即可。

【食用】 每日分2次服用，連服數日。

5.5 預後出現睡眠困難 / 失眠 / 多夢

脾，為後天之本，有運化水穀，生化氣血之功能，新冠疫病可能會損傷肺、脾二臟，若脾失運化則無法生化氣血，繼而心失血養，引致心脾兩虛，出現失眠、多夢等症狀。食療主要針對滋養心脾、養心安神為主。

推介食療

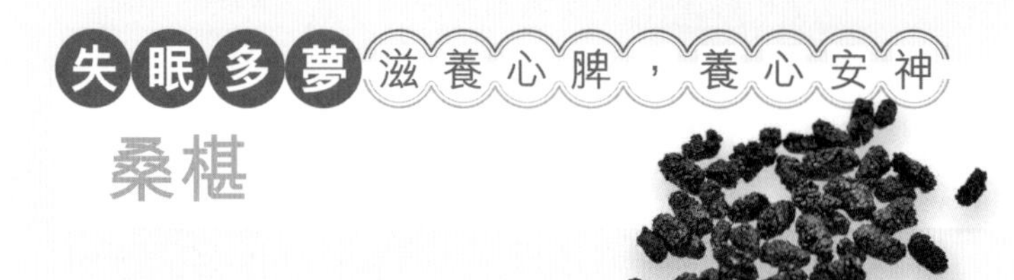

桂圓桑椹湯 —— 滋陰養血・健脾和胃

【用途】 適用於氣血虛弱之疲倦乏力、面色無華、睡眠欠安。

【材料】 桑椹 200 克，黨參 20 克，龍眼肉 10 克，蜂蜜適量。

【做法】
1. 桑椹、黨參及龍眼肉洗淨。
2. 材料放入鍋中，加適量水，煮至龍眼肉膨脹後熄火。
3. 冷卻後加入適量蜂蜜即成。

【食用】 經常飲用。

龍眼肉（桂圓）

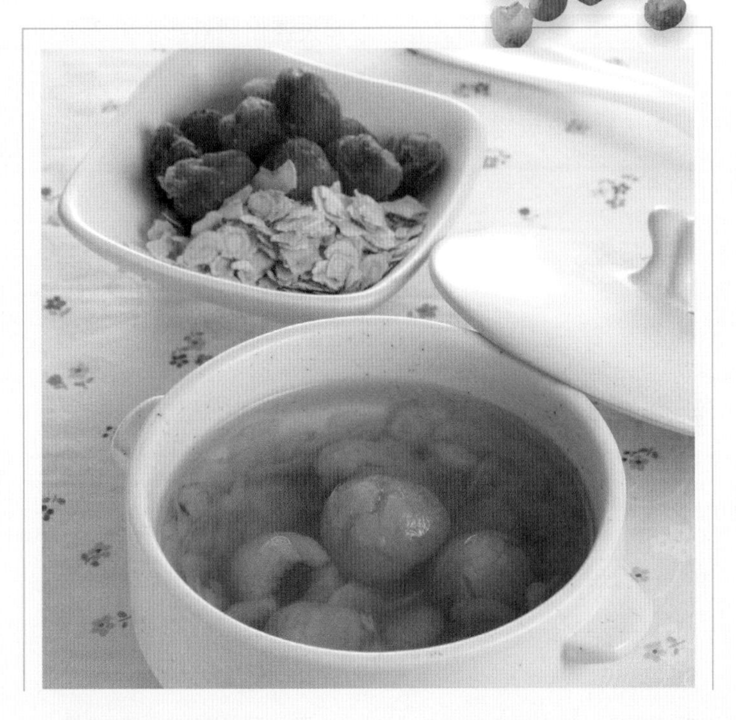

桂圓花旗參蜜糖水 —— 益氣生津 · 養心安神

【用途】 適用於氣陰不足之氣短口乾、胃口和睡眠欠佳者。

【材料】 龍眼肉 30 克，花旗參片 10 克，蜂蜜適量。

【做法】 1. 龍眼肉及花旗參片洗淨。
2. 龍眼肉及花旗參片放入燉盅內，加適量水，隔水燉 30 分鐘，加蜂蜜調味。

【食用】 代茶飲。

桂圓黨參燉鴿肉 ——— 健脾益氣．養心安神

【用途】 適用於心脾虛弱所致神經衰弱、神疲體倦、心悸、失眠、健忘。

【材料】 乳鴿肉 150 克，黨參 30 克，龍眼肉 20 克，鹽適量。

【做法】 乳鴿肉汆水，洗淨。黨參、龍眼肉洗淨。所有材料放進燉盅（鹽除外）內，加適量滾水，隔水用小火燉 2 小時，下鹽調味。

【食用】 喝湯食肉。

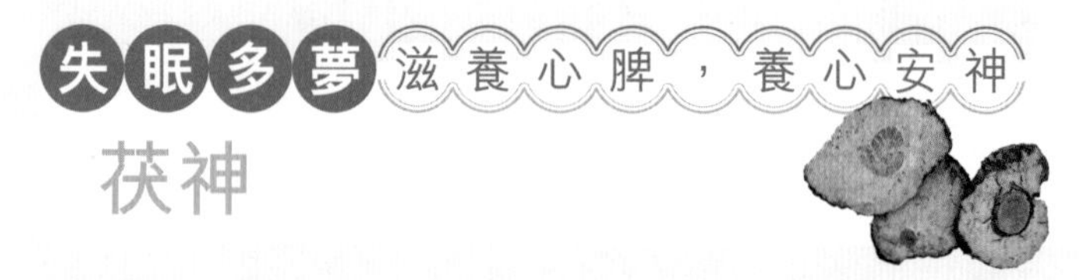

黨參茯神豬心湯 ——— 補中益氣．養心安神

【用途】 適用於心脾虛弱引致體倦乏力、氣短心悸、失眠多夢。

【材料】 豬心 150 克，豬瘦肉 100 克，茯神、黨參各 25克，酸棗仁20克，蜜棗3顆，薑、鹽各適量。

【做法】 茯神、黨參、酸棗仁、蜜棗、薑洗淨，薑切片。豬心切開，除去瘀血，洗淨後切片，汆水；豬瘦肉洗淨，切塊。以上材料放進鍋內，加入適量清水，用大火煮沸後，改小火續煮 2 小時，下鹽調味即成。

【食用】 佐餐食用。

【注意事項】外感發熱者慎用。

酸棗仁

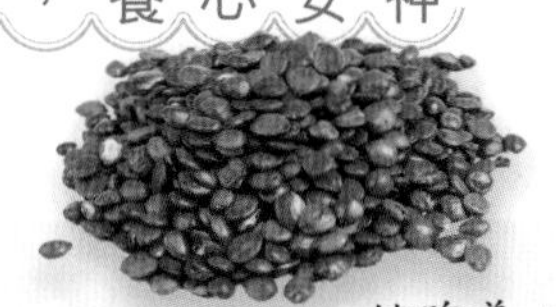

懷山二仁羹

健脾養心

【用途】 適用於神經衰弱、失眠。

【材料】 鮮（懷）山藥 100 克，薏苡仁 30 克，酸棗仁 15 克，白糖 10 克。

【做法】
1. 薏苡仁除去雜質，洗淨，曬乾，研成粉末。
2. 酸棗仁除去雜質，洗淨，搗碎，研成粉末，與薏苡仁粉末混合。
3. （懷）山藥去皮，洗淨，切小粒，搗成糊狀，放鍋內，加適量水，用大火煮滾。
4. 邊加入粉末邊攪拌，拌勻後改用小火煮，加白糖拌煮成羹。

【食用】 當點心食用，份量隨意。

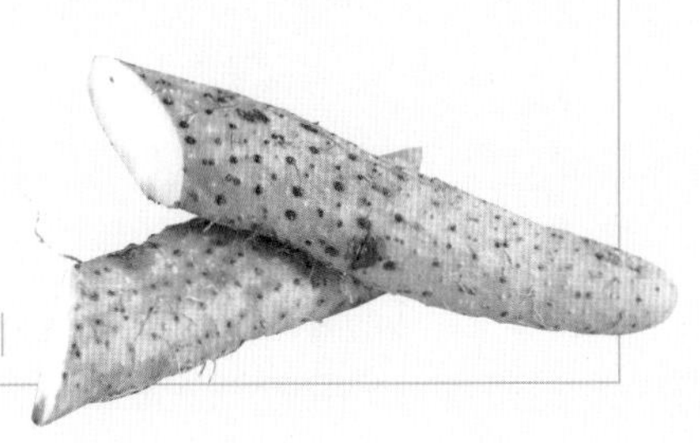

鮮（懷）山藥

5.6 預後出現大便稀爛 / 腹瀉

五臟六腑的關係，脾與胃相對應。新冠疫毒之濕毒侵犯脾臟，積熱聚於脾胃，使其不能妥善運作，導致運化失調，腸道中的水份不能被正常處理，出現大便稀爛、腹瀉等症狀。食療宜針對脾胃虛弱的情況，宜選用健脾和胃、祛濕止瀉的食材，避免刺激性食物。

推介食療

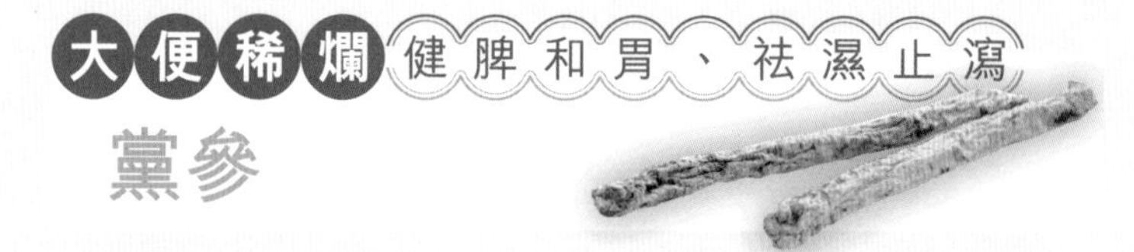

參苓當歸葛根粥

益氣升陽

【用途】 適用於中氣下陷所致四肢困倦、神疲乏力、脫肛氣短。

【材料】 大米100克，茯苓、黨參、葛根、白朮、黃芪各15克，當歸、升麻、柴胡各10克，白糖適量。

【做法】 茯苓、黨參、葛根、白朮、黃芪、當歸、升麻、柴胡洗淨，煎煮成藥汁，隔渣取汁備用。大米淘洗淨。大米放進鍋內，加入藥汁，再加入適量清水，用大火煮沸後，改小火煮成粥，加入白糖，待白糖完全融化即成。

【食用】 早、晚餐食用。

黨參茯苓扁豆粥 —— 補中益氣 • 健脾化濕

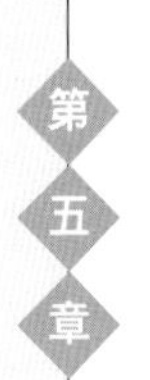

【用途】 適用於脾氣虛而濕盛之食少便溏、濕濁下注。

【材料】 白米100克，白扁豆20克，黨參、茯苓各10克，鹽適量，水800毫升。

【做法】 1. 材料洗淨，瀝乾水分。
2. 黨參切段。
3. 所有材料放入鍋中，加水，武火煮沸，再用文火煮30分鐘至粥成，下鹽拌勻即可。

【食用】 早晚各1次溫服，黨參、茯苓、白扁豆可同時食用。

大便稀爛 健脾和胃、祛濕止瀉

粉葛

黃芪黨參粉葛茶 —— 益氣升陽

【用途】 適用於疹透發不暢、腹瀉痢疾。

【材料】 粉葛50克，黃芪30克，黨參20克，白芍、生薑、紅棗各10克，桂枝、甘草各5克。

【做法】 粉葛、黃芪、黨參、白芍、生薑、紅棗、桂枝、甘草洗淨；紅棗去核。把以上材料放入鍋中，加入適量水，用大火煲滾，改小火煲40分鐘，即可飲用。

【食用】 每天1劑。

大便稀爛 健脾和胃、祛濕止瀉

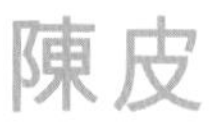

陳皮

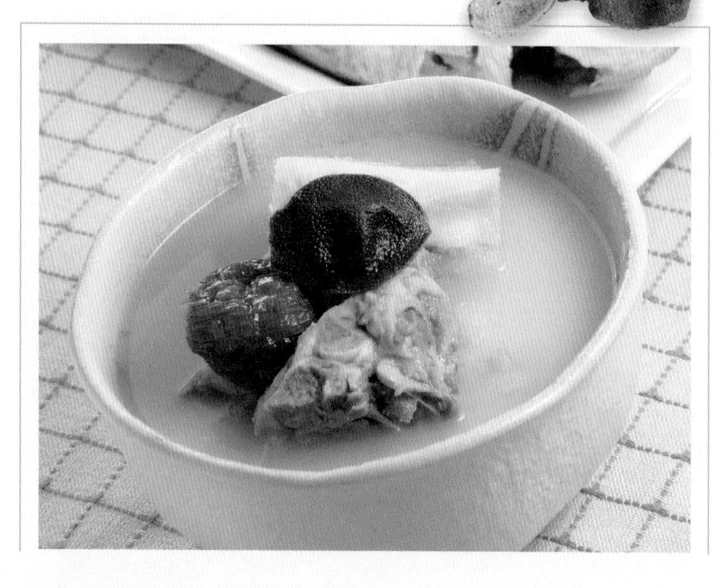

陳皮粉葛鯽魚豬骨湯 清熱解渴 · 利濕除煩 · 消腫輕身

【用途】 適用於口渴，脾胃虛弱，濕重，大便稀爛。

【材料】 粉葛 720 克，鯽魚 640 克，豬骨 640 克，陳皮 5 克，蜜棗 3 顆，清水 2000 毫升，鹽適量。

【做法】 洗淨材料，瀝乾水分。陳皮浸軟，刮去瓤；粉葛去皮，切件。豬骨汆水；鯽魚去鱗、去內臟、洗淨。鯽魚用油鑊煎至兩面金黃，盛起。注入清水於瓦煲，煮滾後放豬骨和蜜棗，先以武火煲 1 小時，放入鯽魚和粉葛，文火煲 2 小時，下鹽調味即可。

食用】 佐餐食用。

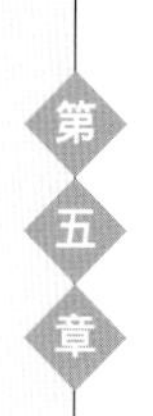

5.7 預後出現頭痛

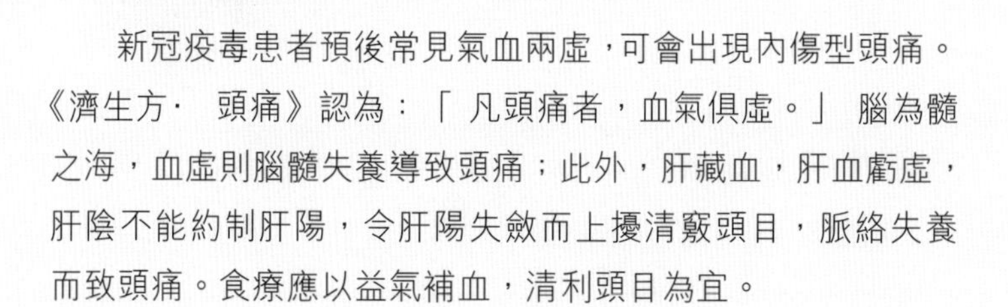

新冠疫毒患者預後常見氣血兩虛，可會出現內傷型頭痛。《濟生方· 頭痛》認為：「凡頭痛者，血氣俱虛。」腦為髓之海，血虛則腦髓失養導致頭痛；此外，肝藏血，肝血虧虛，肝陰不能約制肝陽，令肝陽失斂而上擾清竅頭目，脈絡失養而致頭痛。食療應以益氣補血，清利頭目為宜。

推介食療

頭痛 益氣補血，清利頭目

決明子

陳皮決明子茶 —— 平肝潛陽 · 潤腸通便

【用途】 適用於頭痛目赤腫痛，大便秘結。

【材料】 決明子 20 克，陳皮 10 克，清水 800 毫升。

【做法】
1. 洗淨材料，瀝乾水分。
2. 陳皮浸軟，切碎。
3. 鍋內放入適量清水煮滾，加入全部材料，滾後用小火煎煮 20 分鐘，過濾備用，再加水重複 1 次，將 2 次湯液合併。
4. 用小火煮至約剩 300 毫升即成。

【食用】 代茶頻飲，可連續沖泡 3 至 5 次，當日飲完。

頭痛 益氣補血，清利頭目

川芎

天麻川芎茯苓鯉魚 —— 健脾祛濕・祛風止痛

【用途】 適用於脾濕風盛所致胃口欠佳、頭重身腫、頭痛頭暈。

【材料】 鯉魚 1 條，天麻 25 克，茯苓、川芎各 10 克，薑、葱、酒、清湯、生抽、生粉、胡椒粉、白糖、麻油、鹽各適量。

【做法】
1. 茯苓、川芎洗淨，煎煮成藥汁，隔渣取汁備用。
2. 薑、葱洗淨，薑切片，葱切段；鯉魚劏洗淨後斬成 8 份，每份中央劃一刀。
3. 天麻洗淨，蒸軟，分成 8 份。每份鯉魚中夾入 1 份天麻，加薑片、葱段、酒和少量清湯，隔水用中火蒸 30 分鐘，取出薑片和葱段，再取出鯉魚連天麻，上碟，留取湯汁備用。
4. 燒熱砂鍋，加入湯汁，再加生抽、胡椒粉、白糖、麻油、鹽，煮沸後用生粉加水勾芡，淋在鯉魚上即成。

【食用】 佐餐食用。

黑豆

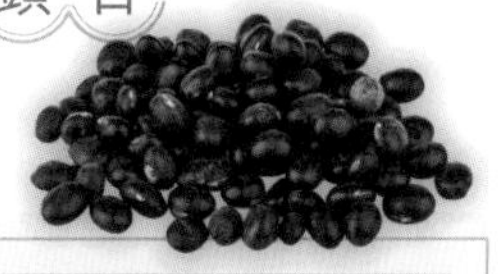

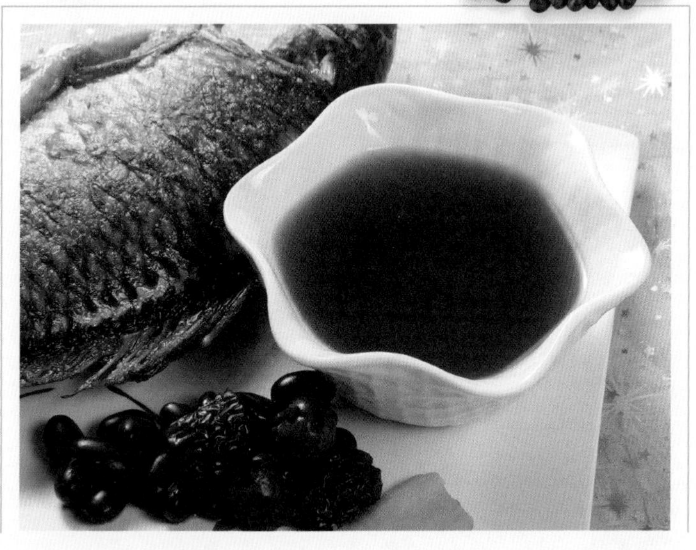

紅棗黑豆鯽魚湯 —— 補血益氣・補腎通乳

【用途】 適用於血虛頭痛，面色蒼白，產後缺乳。

【材料】 鯽魚 1 條，黑豆 100 克，紅棗 6 顆，薑、鹽各適量。

【做法】 鯽魚除去內臟，洗淨。紅棗、黑豆、薑洗淨，紅棗去核，薑切片。燒熱油鍋，放進鯽魚，煎至兩面呈金黃色，加少量水煮至滾，鯽魚和魚湯汁留下。紅棗、黑豆、薑片放鍋內，加適量水，再加鯽魚和魚湯汁，大火煮滾，改小火煮 2 小時，下鹽調味。

【食用】 佐餐食用。

頭痛 益氣補血，清利頭目

紅棗

芎芷天麻紅棗魚頭湯 —— 活血行氣・祛風止痛

【用途】 適用於氣血虛弱、風擾清陽之頭痛眩暈。

【材料】 魚頭 1 個，紅棗 3 顆，川芎、白芷、天麻各 10 克，薑、鹽各適量。

【做法】 魚頭洗淨。紅棗、川芎、白芷、天麻、薑洗淨，紅棗去核，薑切片。處理好的所有材料放燉盅內，加適量水，加蓋，隔水燉3小時，下鹽調味。

【食用】 佐餐食用。

【注意事項】 風熱、肝陽上亢引致頭痛眩暈者慎用。

頭痛 益氣補血，清利頭目

人參

參朮甘菊飲 —— 益氣・清利頭目

【用途】 適用於面色萎黃，頭暈頭痛。

【材料】 綠茶 5 克，人參、菊花、白朮、葛根、蔓荊子各 3 克。

【做法】 人參、菊花、白朮、葛根、蔓荊子洗淨。以上藥材入鍋，加水 1000 毫升煎煮至 450 毫升藥液，隔渣得藥液。藥液泡綠茶飲用，可加冰糖。

【食用】 代茶飲。每日 1 劑，四季皆宜。

5.8 預後出現食慾不振 / 胃口欠佳

中醫五行學説有子病及母之説。脾為肺之母，新冠襲肺，肺臟產生病變時會累及脾胃，導致脾胃虛弱，故表現為食慾不振、進食量少、便溏等症狀。食療要以健脾化濕為核心，補益肺氣為輔。若康復調理不好，會有水腫、乏力、面白無華等症狀，這些都是脾肺氣虛的表現。要注意康復後飲食宜清淡、戒肥甘厚膩等食物，以免增加負擔，再傷及脾胃。

推介食療

食慾不振 健脾化濕，補益肺氣

(懷)山藥

懷山藥茯苓魚肚湯 —— 健脾益氣．利濕和中

【用途】 適用於脾胃虛弱，胃口欠佳。

【材料】 豬瘦肉 350 克，水發魚肚 150 克（乾魚肚 15 克），(懷)山藥 30 克，茯苓 20 克，薑 2 片，葱 2 條，鹽適量。

【做法】 水發魚肚、豬瘦肉洗淨，汆水（如用乾魚肚，先放水中浸泡，洗淨，加薑、葱汆水）。(懷)山藥、茯苓洗淨。將以上材料放煲內，加適量水煮滾，改小火煮 3 小時，下鹽調味。

【食用】 佐餐食用。

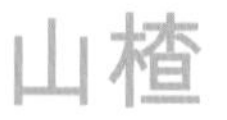

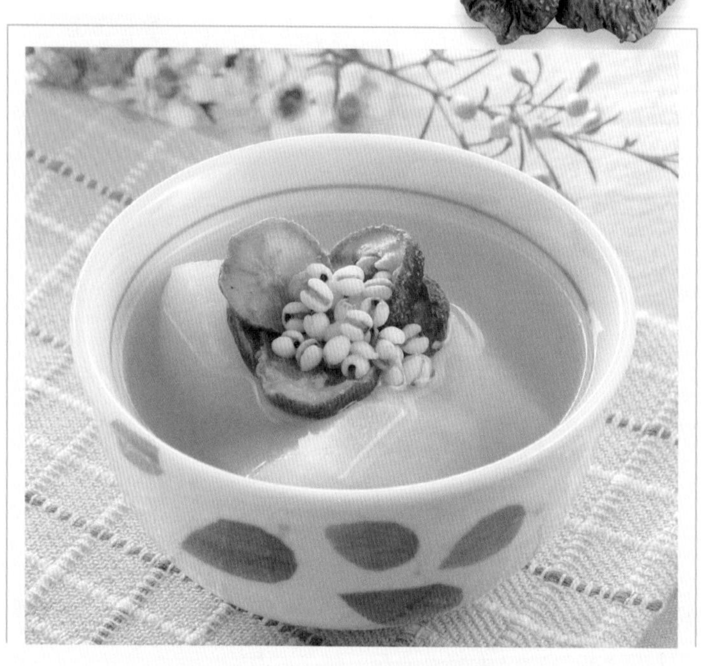

薏仁山楂蘿蔔湯 —— 健脾祛濕．化積消滯

【用途】適合腹部脹痛、消化不良、胃口欠佳、濕重。

【材料】薏苡仁 30 克，山楂 20 克，白蘿蔔 1 個，黨參 15 克。

【做法】材料洗淨，瀝乾水分。薏苡仁、黨參用水浸 30 分鐘，備用。山楂去核。白蘿蔔去皮，切小粒。鍋中加適量水，大火煮滾後將所有材料放入，用慢火煮 1.5 小時即成。

【食用】佐餐食用，飲湯食渣。

食慾不振 健脾化濕，補益肺氣

厚朴

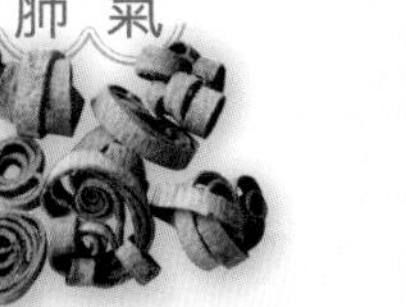

陳皮厚朴開胃茶

行氣導滯・燥濕止痛

【用途】 適用於腹部脹滿、消化不良、腹痛。

【材料】 陳皮 9 克，厚朴 9 克，清水 300 毫升。

【做法】 1. 洗淨材料，瀝乾水分。

2. 鍋內放入清水煮滾，加入材料合煮，滾後轉小火續煮 15 分鐘，濾渣即可。

【食用】 代茶飲用，溫飲。

食慾不振 健脾化濕，補益肺氣

雞內金

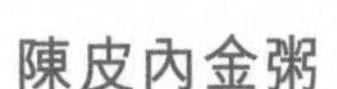

陳皮內金粥

行氣導滯・健脾益胃

【用途】 適用於兒童食滯。

【材料】 大米 100 克，陳皮 6 克，雞內金 6 克，鹽適量。

【做法】 1. 洗淨材料，瀝乾水分。雞內金搗碎。

2. 鍋中燒滾清水，水滾後放入全部材料，用武火煲滾，再用文火熬煮 30 分鐘成粥，下鹽調味即可。

【食用】 當正餐食用。

食慾不振 健脾化濕，補益肺氣

茯苓

砂陳苓豆鯽魚湯 —— 健脾和胃 · 理氣化濕

【用途】 適用於氣滯濕困中焦引致胃脹胃痛、胃口欠佳。

【材料】 鯽魚 1 條，茯苓、扁豆各 25 克，砂仁、陳皮各 10 克，薑、鹽各適量。

【做法】
1. 茯苓、扁豆、砂仁、薑洗淨，薑切片；陳皮浸軟，刮去瓤後洗淨；鯽魚除去內臟，洗淨。
2. 燒熱油鑊，爆香薑片後加進鯽魚，煎至兩面呈金黃色，加入適量清水煮至湯汁呈乳白色，留取鯽魚和湯汁備用。
3. 茯苓、扁豆、陳皮入鍋，放鯽魚及湯汁，加入適量清水，用大火煮 45 分鐘，加入砂仁，繼續煮 10 分鐘，下鹽調味即成。

【食用】 佐餐食用。

【注意事項】胃熱嘔吐者慎用。

5.9 預後出現焦慮 / 抑鬱

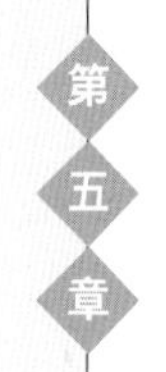

新冠疫毒預後出現氣血虛弱。肝主理情志的疏泄，肝藏血，肝血虧虛，導致肝臟鬱結，情志不調，故出現抑鬱、長嗟短嘆、悶悶不樂等表現；脾為肺之母，肺病脾則病，脾主思慮，故出現焦慮不安，不思飲食等症狀。故食療應以疏肝解鬱、益肺健脾為佳，並保持心境開朗。

推介食療

焦慮 / 抑鬱 疏肝解鬱，益肺健脾

生麥芽

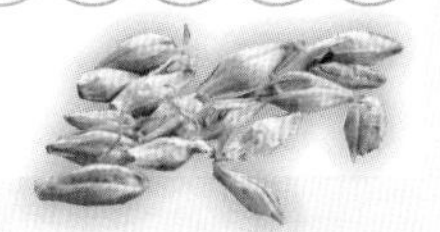

麥芽黨參茯苓牛肚湯 —— 健脾開胃 · 消食化滯

【用途】 適用於脾虛胃弱所致食慾不振，脇痛，經前乳房脹痛，易怒，回乳。

【材料】 牛肚500克，生麥芽100克，茯苓、黨參、(懷)山藥各 50 克，陳皮、八角茴香各 6 克，紅棗 3 顆，薑、鹽各適量。

【做法】 茯苓、黨參、(懷)山藥、生麥芽、八角茴香洗淨；陳皮浸軟，刮去瓤後洗淨；紅棗、薑洗淨，紅棗去核，薑切片。牛肚洗淨，切件。以上材料放進鍋內，加入適量清水，用大火煮沸後，改小火續煮 2 小時，下鹽調味即成。

【食用】 佐餐食用。

焦慮／抑鬱 疏肝解鬱，益肺健脾

玫瑰

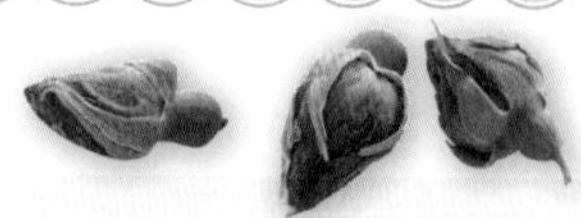

陳皮玫瑰花蜜糖水 —— 舒肝解鬱 ‧ 散瘀止痛

【用途】 適用於胸部疼痛、痛經、易怒不安。

【材料】 玫瑰 5 克，陳皮 5 克，沸水 1000 毫升，蜂蜜適量。

【做法】 1. 洗淨材料，瀝乾水分。
2. 玫瑰、陳皮放入杯中，加沸水沖泡，焗 5 分鐘，稍涼後加入適量蜂蜜攪拌即可。

【食用】 隨意飲用。痛經者可於經期間飲用。

焦慮／抑鬱 疏肝解鬱，益肺健脾

浮小麥

浮小麥茯神茶 —— 養心安神 ‧ 收斂止汗

【用途】 適用於心血虛少之心煩汗多、睡欠安寧。

【材料】 豬心 1 個，浮小麥 20 克，茯神 10 克，紅棗 6 顆，龍眼肉 5 克，大甘草 2 片。

【做法】 所有材料洗淨，紅棗去核。豬心切成兩半，剔去脂肪筋膜。所有材料放入鍋中，加 6 碗水，煎煮成 2 碗水，即可飲用。

【食用】 代茶飲。

焦慮／抑鬱 疏肝解鬱，益肺健脾

靈芝

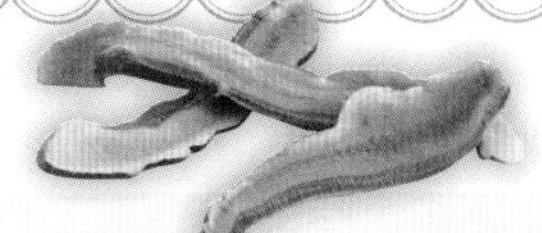

靈芝白芍茶 —— 平肝養血 · 柔肝止痛

【用途】 適用於肝氣不舒的頭痛，眩暈，脇肋疼痛，腹痛泄瀉。

【材料】 靈芝、白芍各 10 克，砂糖適量。

【做法】 材料洗淨，瀝乾水分。靈芝、白芍加水煎煮，去渣取汁，加入砂糖調味。

【食用】 代茶飲，每日 1 劑。

焦慮／抑鬱 疏肝解鬱，益肺健脾

生地黃

百合生地豬尾湯 —— 清熱養陰 · 調養肝腎

【用途】 適用於精神恍惚，沉默寡言，心神不安，飲食行為失調，口苦，小便赤。

【材料】 乾百合 50 克，生地黃 30 克，豬尾 150 克，葱、薑、鹽各適量。

【做法】 將豬尾洗淨，切段，汆水。生地黃洗淨，切片。薑、葱分別洗淨，均拍鬆。將乾百合、生地黃、豬尾及薑、葱放入燉鍋內，加水適量，用大火煮滾，再改用小火燉 1 小時，下鹽即成。

【食用】 佐餐食用，每天 1 次。

5.10 預後出現肌肉痠痛或關節痛

從新冠肺炎康復後，若風、寒、濕餘邪未盡，風邪會牽引寒濕到肢體關節，氣血凝滯不通，不通則痛，故見肌肉酸痛、關節疼痛，或見下肢痹痛。食療以祛風散寒，通絡除濕為主。進行食療同時，應避風及避免久處濕地；亦可進行肢體鍛煉，暢通氣血，活利關節，以助康復。

推介食療

肌肉酸痛 祛風散寒，通絡除濕

紅棗

雞血藤紅棗牛腩湯

補肝益腎 · 活血養血 · 舒筋活絡

【用途】 適用於肝腎不足所致腰膝痠痛、風濕痺痛、婦女產後腰背痛。

【材料】 牛腩300克，鮮（懷）山藥200克，紅棗6顆，雞血藤、杜仲各6克，薑、葱、酒、上湯、鹽各適量。

【做法】 牛腩洗淨，切塊，汆水。鮮（懷）山藥削去外皮，洗淨，切塊。紅棗、雞血藤、杜仲、薑、葱洗淨，紅棗去核，薑切片，葱切段。紅棗、雞血藤、杜仲、牛腩、薑片、葱段放鍋內，加適量上湯，大火煮滾，加酒，改小火煮2小時，再加（懷）山藥，繼續煮1小時，下鹽調味。

【食用】 佐餐食用。

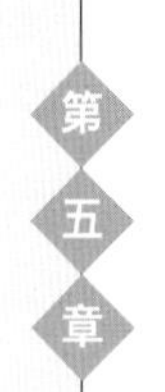

千斤拔紅棗羊蹄湯 —— 溫經通絡・強筋健骨

【用途】 適用於寒凝血滯、經絡不通引致風濕痺痛、腰膝痠軟乏力。

【材料】 羊蹄 500 克，千斤拔 30 克，紅棗 4 顆，薑、鹽各適量。

【做法】 羊蹄刮毛，除去腳硬殼，洗淨，斬塊，汆水。千斤拔洗淨，放水中浸泡。紅棗、薑洗淨，紅棗去核，薑切片。千斤拔放鍋內，加適量水，大火煮滾，加紅棗、羊蹄和薑片，再煮滾，改小火煮 3 小時，下鹽調味。

【食用】 佐餐食用。

肌肉酸痛 祛風散寒，通絡除濕

木瓜

扁豆花生紅棗木瓜豬湯 —— 舒筋通絡・祛濕和胃

【用途】 適用於手腳容易抽筋，肢體麻木，脾胃虛弱所致胃口欠佳，氣短乏力。

【材料】 豬脹 350 克，木瓜 1 個，花生仁 40 克，扁豆 30 克，紅棗 4 顆，鹽適量。

【做法】 豬脹洗淨，切塊，汆水。木瓜削去外皮，去瓤，洗淨，切塊。紅棗、扁豆、花生仁洗淨，紅棗去核。處理好的所有材料放鍋內，加適量水，大火煮滾，改小火煮 2 小時，下鹽調味。

【食用】 佐餐食用。

肌肉酸痛 祛風散寒，通絡除濕

當歸

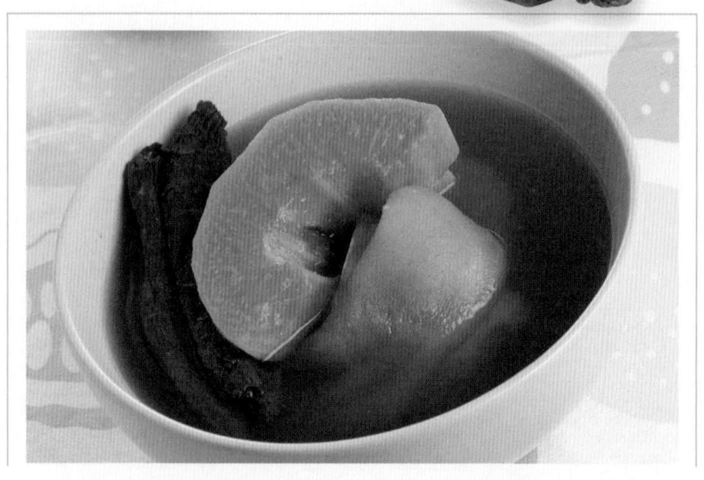

三七當歸木瓜豬腳湯 —————— 補血活血・生肌健骨

【用途】 適用於氣血兩虛型腰痠膝軟、肢體疼痛。

【材料】 豬腳500克，木瓜200克，當歸、三七、續斷、懷牛膝各10克，砂仁4克，薑、葱、鹽各適量。

【做法】 當歸、三七、續斷、懷牛膝洗淨，研成碎末，放進紗袋中備用；砂仁洗淨，放進另一個紗袋中備用。薑、葱洗淨，薑切細末，葱切小粒。木瓜去瓤，洗淨後切塊；豬腳刮毛，洗淨後斬塊，汆水備用。當歸藥材紗袋、豬腳、木瓜放進鍋內，加入適量清水，用大火煮沸後，改用小火煮1小時，然後取出當歸藥材紗袋，放進砂仁紗袋、薑末、葱花，繼續煮至豬腳熟爛，下鹽調味即成。

【食用】 佐餐食用。

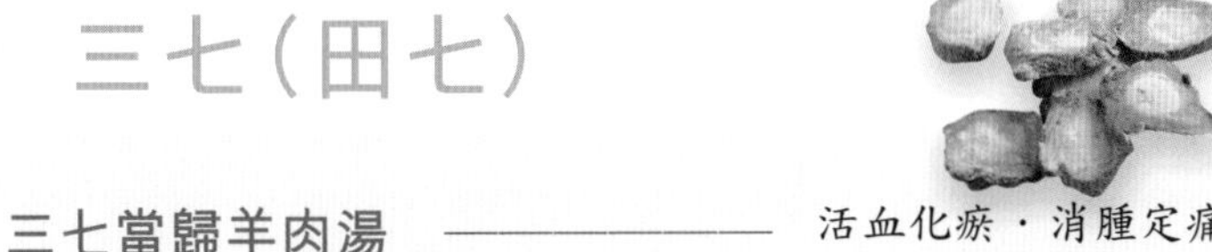

三七（田七）

三七當歸羊肉湯

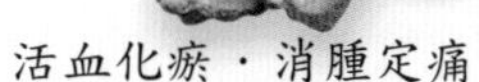

活血化瘀・消腫定痛

【用途】 適用於腰膝冷痛，水腫。

【材料】 羊肉 150 克，三七、核桃仁各 10 克，川牛膝 8 克，當歸 6 克，鹽適量。

【做法】 1. 羊肉洗淨，切塊，汆水。

2. 三七、核桃仁、當歸、川牛膝洗淨。

3. 所有材料（鹽除外）放入鍋內，加適量水，大火煮滾，改小火煮 1.5 小時，下鹽調味。

【食用】 佐餐食用，吃肉飲湯，病癒可停止食用。出血而見陰虛口乾者，宜配滋陰涼血藥同食。

【注意事項】孕婦慎用。

● 附錄一 ●

抗疫中成藥

簡介、成分、應用和注意事項

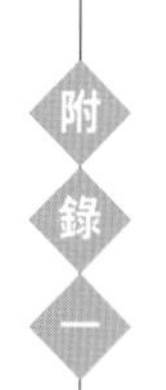

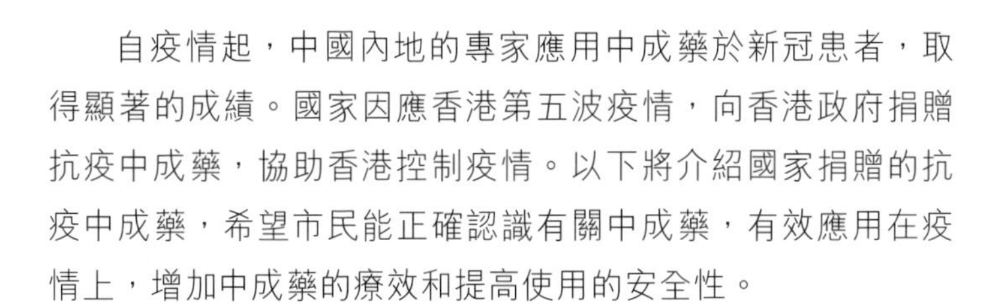

自疫情起，中國內地的專家應用中成藥於新冠患者，取得顯著的成績。國家因應香港第五波疫情，向香港政府捐贈抗疫中成藥，協助香港控制疫情。以下將介紹國家捐贈的抗疫中成藥，希望市民能正確認識有關中成藥，有效應用在疫情上，增加中成藥的療效和提高使用的安全性。

以下是抗疫中成藥的綜合要點：

- 三款抗疫中成藥並非保健藥物，如沒有出現病徵，不建議胡亂服用。
- 每個人的體質、病因和病情皆有不同，適合使用的中成藥亦不一樣；為確保安全和健康，服用中藥前應先徵詢中醫師及中藥藥劑師的專業意見。
- 香港中醫藥條例要求中成藥產品有多於 3 種有效成分組成，要列出超過半數的有效成分的名稱。故香港註冊產品的標示成份可能有差異。
- 不同廠商和不同劑型產品的組方可能略有差異。

一、連花清瘟膠囊

此方以經典名方「麻杏石甘湯」和「銀翹散」作為基礎，配伍大黃、紅景天、廣藿香等藥，以「清瘟解毒，宣肺泄熱」為治法，是 SARS 大流行期間研發的中成藥，能有效抑制 SARS-CoV-2 的複製，對炎症反應有抑制作用，減少新冠肺炎患者的發熱、咳嗽、乏力等症狀。

[成分] 由連翹、金銀花、炙麻黃、炒苦杏仁、石膏、板藍根、綿馬貫眾、魚腥草、廣藿香、大黃、紅景天、

薄荷腦、甘草 13 味藥物組成。

[藥性] 偏寒。

[功效] 清瘟解毒、宣肺泄熱。能夠減少新冠肺炎輕型、普通型轉重症的發生。

[應用] （1）用於流行性感冒，中醫辨證屬熱毒襲肺證者。

（2）可用於新冠肺炎觀察期（未確診時），出現乏力及發熱的症狀者；或輕症、普通症患者的治療，因「熱邪犯肺」而導致的發熱、咳嗽、咽乾咽痛、頭痛等情況。

[禁忌] （1）服藥期間忌煙、酒及辛辣、生冷、油膩食物；

（2）G6PD 缺乏症（蠶豆症）患者慎用；

（3）方中含有麻黃，不宜長期服用，運動員、高血壓、心臟病患者慎用；

（4）有肝病、糖尿病、腎病等慢性病嚴重者應諮詢醫師後才使用；

（5）兒童、孕婦、哺乳期婦女、年老體弱、體質虛寒、平素怕冷、手足不溫及脾虛便溏者應謹慎使用；

（6）對此產品過敏者禁用，過敏體質者慎用。

二、藿香正氣片

此方源於宋代《太平惠民和劑局方》，是驅邪化濕扶正名方，能有效減少新冠肺炎對呼吸及消化系統的影響；有改善胃腸功能，增強細胞免疫及抗菌、抗病毒等藥理作用。

[成分] 由廣藿香、紫蘇葉、白芷、炒白朮、桔梗、陳皮、

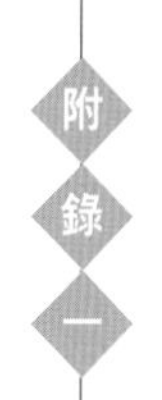

薑厚朴、茯苓、大腹皮、製半夏、甘草、生薑、大棗13味藥物組成。

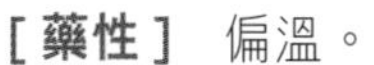
[藥性] 偏溫。

[功效] 解表散寒、化濕和中。有固護脾胃正氣之功效。

[應用] （1）用於外感風寒，內傷濕滯證。

（2）用於新冠肺炎觀察期（未確診時），出現乏力伴腸胃不適的症狀者。輕型、普通型和濕盛體實患者的治療，因「寒濕」而導致的頭痛身重、脘腹脹痛、嘔吐、泄瀉等情況。

[禁忌] （1）服藥期間飲食宜清淡，忌煙、酒及辛辣、生冷、油膩食物；

（2）服藥期間不宜同時服用滋補性中藥；

（3）因藥性偏溫，不適用於風熱型感冒；

（4）要嚴格按照指示的用法用量服用，不宜長期服用；

（5）有高血壓、心臟病、肝病、糖尿病、腎病等慢性病情況嚴重者應諮詢醫師後才使用；

（6）兒童、孕婦、哺乳期婦女、年老體弱者應諮詢醫師後才使用；

（7）對此產品過敏者禁用，過敏體質者慎用。

三、金花清感顆粒

2009年甲型H1N1流感大流行期間研發的中成藥；臨床治療能有效緩解外感引起的發熱、惡寒、咽痛、鼻塞流涕和咳嗽等症狀。

[成分] 由金銀花，連翹，黃芩，炒苦杏仁，蜜麻黃，石膏，甘草，薄荷，青蒿，牛蒡子，知母，浙貝母12味藥物組成。

[藥性] 偏寒。

[功效] 疏風宣肺、清熱解毒。。

[應用] （1）用於單純型流行性感冒輕症，中醫辨證屬風熱犯肺證者。

（2）用於新冠肺炎觀察期（未確診時），出現乏力及發熱的症狀者。輕症、普通症患者的治療；因「風熱犯肺」引起的發熱，頭痛，全身酸痛，咽痛，咳嗽，惡風或惡寒，鼻塞流涕等症狀。

[禁忌] （1）服藥期間忌煙、酒及辛辣、生冷、油膩食物；

（2）G6PD缺乏症（蠶豆症）患者慎用；

（3）方中含有麻黃，不宜長期服用，運動員、高血壓、心臟病患者慎用；

（4）有肝病、糖尿病、腎病等慢性病嚴重者應諮詢醫師後才使用；

（5）兒童、孕婦、哺乳期婦女、年老體弱、體質虛寒、平素怕冷、手足不溫及脾虛便溏者應謹慎使用；

（6）對此產品過敏者禁用，過敏體質者慎用。

使用抗疫中成藥的常見問題

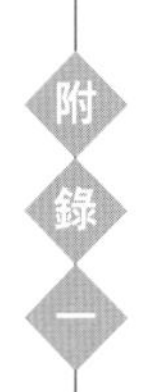

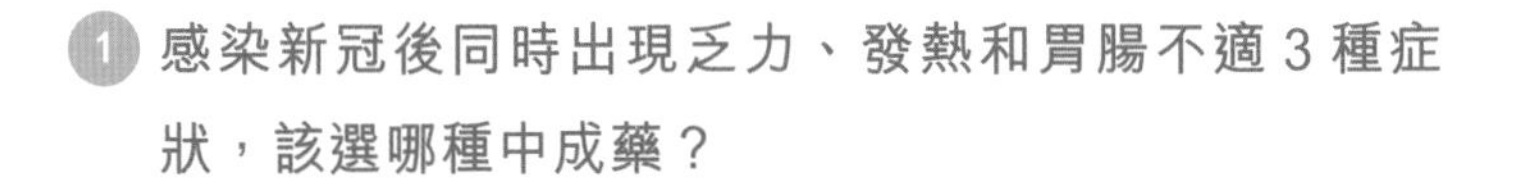

❶ 感染新冠後同時出現乏力、發熱和胃腸不適 3 種症狀，該選哪種中成藥？

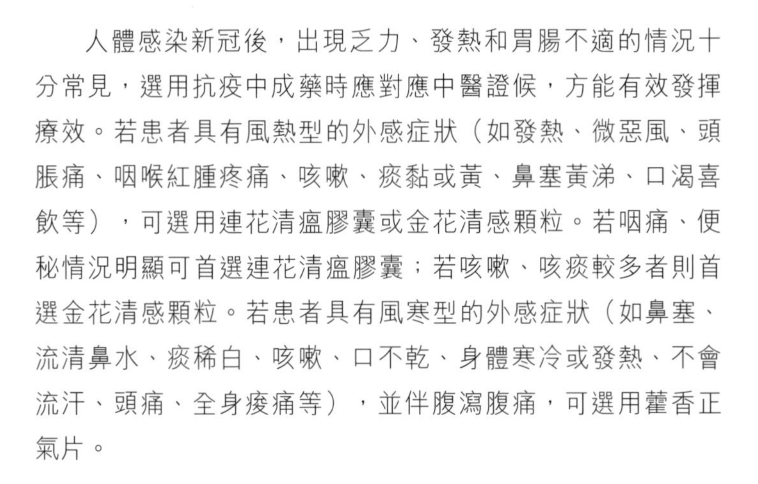

人體感染新冠後，出現乏力、發熱和胃腸不適的情況十分常見，選用抗疫中成藥時應對應中醫證候，方能有效發揮療效。若患者具有風熱型的外感症狀（如發熱、微惡風、頭脹痛、咽喉紅腫疼痛、咳嗽、痰黏或黃、鼻塞黃涕、口渴喜飲等），可選用連花清瘟膠囊或金花清感顆粒。若咽痛、便秘情況明顯可首選連花清瘟膠囊；若咳嗽、咳痰較多者則首選金花清感顆粒。若患者具有風寒型的外感症狀（如鼻塞、流清鼻水、痰稀白、咳嗽、口不乾、身體寒冷或發熱、不會流汗、頭痛、全身痠痛等），並伴腹瀉腹痛，可選用藿香正氣片。

❷ 連花清瘟膠囊和金花清感顆粒可以一起吃嗎？

金花清感顆粒能「疏風宣肺、清熱解毒」，連花清瘟膠囊能「清瘟解毒，宣肺泄熱」兩者功效類近，都可以用於治療風熱引起的外感症狀（如發熱、微惡風、頭脹痛、咽喉紅腫疼痛、咳嗽、痰黏或黃、鼻塞黃涕、口渴喜飲等）。同時使用則功效重疊，故不建議聯合使用，按病症選用其一即可。若咽痛、便秘情況明顯可首選連花清瘟膠囊；若咳嗽、咳痰較多者則首選金花清感顆粒。

3 新冠肺炎患者的病症表現主要有風熱型和風寒型兩種，我該如何判斷？

症狀	風熱型	風寒型
發燒	較重	沒有或輕微
出汗	有汗或少汗	無汗或汗出不暢
怕凍	不怕或輕微怕凍	怕凍，惡風
頭痛 / 身痛	頭脹，頭痛	頭痛，周身痠痛
鼻塞	有鼻塞	有鼻塞，打噴嚏
鼻水	流濁鼻涕，色黃	流清鼻涕，無色 / 白色
喉嚨痛	常見	不常見
口渴	口渴，常想飲水	口不渴或傾向飲熱飲
咳嗽 / 痰	咳嗽，痰黃黏稠，不易咳出	咳嗽，痰色白清稀，遇寒加重，暖和時減輕
舌 / 苔	舌尖邊紅，苔薄黃	舌苔薄白

4 過敏性鼻炎可使用連花清瘟膠囊？

連花清瘟膠囊主要用於流行性感冒，中醫辨證屬熱毒襲肺證；從中醫角度看過敏性鼻炎有不同成因和證候，故不應沒有中醫辨證下，自行使用連花清瘟膠囊作過敏性鼻炎的治療。

5 兒童可否服用連花清瘟膠囊？

連花清瘟膠囊説明書並沒有顯示兒童的服用劑量。兒童服用連花清瘟膠囊可遵照中醫師指示，醫師會視乎患者的年齡、體質與體重作出劑量調整，通常兒童使用份量是減半，兩三歲小兒再減量。連花清瘟膠囊屬性偏寒，應注意兒童脾胃功能尚未健全，可能較易出現胃腸道反應。

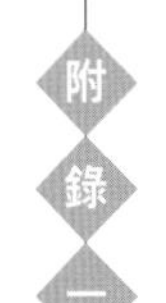

6 網上有流言指，連花清瘟膠囊含有麻黃，服用後可能出現麻黃鹼般興奮中樞神經的不良反應？亦說麻黃鹼化學結構與冰毒（甲基安非他命）相似，擔心成癮。這些說法正確嗎？

麻黃鹼是麻黃其中一種化學成分。就連花清瘟膠囊中所含麻黃鹼而言，每粒膠囊的麻黃鹼含量約為 0.27 毫克 / 粒，按每次 4 粒，每日 3 次的建議服用量，每日麻黃鹼的服用量在 3.24mg / 日，此量遠較香港衛生署對麻黃鹼的建議服用量 45-180mg 低，屬非常安全的使用範圍。經簡單的運算，每天服用超過 667 粒連花清瘟膠囊才會超出衛生署建議的麻黃鹼服用量。同時，服用連花清瘟膠囊、麻黃和麻黃鹼的有各自的臨床表現，不能將麻黃鹼的藥理表現直接套用到中藥或中成藥上。只要在中醫師或中藥藥劑師的指導下按說明書合理使用，相信安全性是得到保證的。

麻黃鹼口服後經由胃腸道吸收，主要由腎臟經尿液以原型排出，也就是說，麻黃鹼在體內不會轉化成冰毒（甲基安非他命），因此服用連花清瘟膠囊不會引起成癮問題。

7 服食連花清瘟溫膠囊有沒有療程？聽說是六日一個療程？

連花清瘟膠囊雖沒有指定的服用療程，但沒有中醫的指示下，不應胡亂或長期服用。根據新冠輕症或普通症的治療經驗，一般按包裝指示服食 2 至 5 天，症狀改善即可停藥，若情況未有好轉甚或症狀加重則應立即求醫。若對療程有任何疑問，應向中醫師或中藥藥劑師進行諮詢，以獲得醫療專業意見。

8 連花清瘟膠囊可否用銀翹散代替？

使用中成藥的原則是根據中醫證候而選用。銀翹散的功能是辛涼透表、清熱解毒，主治溫病初起之表熱證，如發熱，微惡寒，無汗或有汗不暢，頭痛、咳嗽、喉嚨痛、口乾想飲水等風熱外感症狀。連花清瘟膠囊組方源於麻杏石甘湯和銀翹散的配伍，若患者具有上述的風熱型外感症狀，並伴有發熱重的情況，情況許可下，首選中成藥應為連花清瘟膠囊，不宜以銀翹散代替。

9 藿香正氣片、藿香正氣丸和藿香正氣水有何分別？

三種都是由藿香正氣方製成不同劑型的中成藥，三者功效大同小異，主要差異是在於不同廠商的組方和製備工藝略有不同。藿香正氣方最原始的劑型為散劑，但因散劑不易久藏、藥性容易揮發、服用劑量大等因素，其後便改良成不同劑型。

藿香正氣片：是由中藥提取物或中藥藥粉末壓製而成片狀的劑型，比起散劑其劑量準確，服用、攜帶方便，但服用量較大，每次服用 4-8 片。

藿香正氣丸：根據製備方法和輔料可分為水丸、蜜丸、濃縮丸等。當中蜜丸以煉蜜作輔型劑，糖尿病患者在血糖尚未得到控制的情況下要慎用。

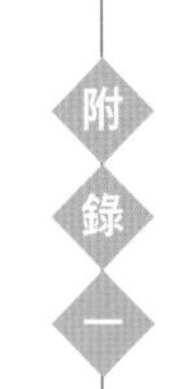

藿香正氣水：屬於合劑，單劑量包裝者稱為口服液，是液體劑型，吸收速度是三者中最快，適合不能吞服藥丸的患者。由於製備時會用酒精及 / 或水提取，故此可能含酒精成份，對酒精過敏、不能飲酒者或要駕駛者應慎用或改用不含酒精的藿香正氣水製劑。

除了以上三種劑型，藿香正氣方還被製成顆粒劑、膠囊劑、軟膠囊、滴丸等劑型。

10 服用抗疫中成藥時，可否與西藥同時服用？

新冠患者（特別須長期病患者）若有服用西藥，一般建議中、西藥應分開服用，兩者服用時間應有合適的間距，如相隔一至兩小時，但有關建議仍不能有效排除中、西藥間可能出現的相互作用。因此，服用有關抗疫中成藥前，應先諮詢主診中醫或西醫的醫療意見後，才決定是否同時服用中、西藥，以增加用藥安全。

以下是一些中西藥合用時可能發生相互作用的資料：

連花清瘟膠囊及金花清感顆粒		
成分	西藥成分	相互作用
麻黃	阿米替（Amitriptyline）	會造成低血壓
	地塞米松（Dexamethasone）	增加清除率，減少地塞米松的效果
	降血壓藥	影響降血壓藥的藥效
	麻黃鹼 / 偽麻黃鹼	疊加效果，導致高血壓，心跳加快

石膏	四環素（Tetracycline）	不易被腸道吸收，降低藥物療效
	潑尼松（Prednisone）	能降低其生物利用度
	異菸肼（Isoniazid）	影響吸收，降低療效
藿香正氣（水）		
成分	西藥成分	相互作用
乙醇（酒精）	抗生素類及抗真菌藥（如頭孢噻肟 Cefotaxime、頭孢氨苄 Cefalexin、頭孢呋辛 Cefuroxime、頭孢他啶 Ceftazidime、甲硝唑 Metronidazole、替硝唑 Tinidazole、酮康唑 Ketoconazole、呋喃唑酮 Furazolidone）	引起雙硫侖（Disulfiram）樣反應：顏面潮紅、頭痛、噁心、嘔吐、心悸、血壓下降、胸悶、胸痛、氣短、呼吸困難、休克
	鎮靜催眠藥（如地西泮 Diazepam）	引起血管擴張、血壓下降

• 附錄二 •

內地中醫院抗疫預防方藥

中醫藥在抗擊新冠肺炎中發揮了獨特優勢和重要作用，不同地區由於地域、氣候、飲食習慣等因素不同，在證候特徵上有所區別，內地多地依據中醫的「三因制宜」觀點，在「三藥三方」基礎上辨證論治，對預防診斷及治療方案進行適當調整及完善。

本附錄輯錄了中國各省分、自治區及直轄市的政府機關、中醫藥機構及中醫醫院等公佈的抗疫預防方藥，以供參考。如對自身情況有任何疑問，服用有關抗疫預防方藥前可先諮詢中醫師及中藥藥劑師的專業意見。

廣東省

粵抗一號—五指毛桃居家預防方

組方	五指毛桃 20 克、薏苡仁 20 克、茯苓 15 克、火炭母 15 克、蒼朮 6 克、藿香 6 克、甘草 6 克
功效	祛濕，治未病，預防新型冠狀病毒肺炎
適用人群	體質為濕（寒濕、濕熱）的人群，平和體質也適用，推薦在全省密切接觸者干預用藥中使用

宣透清熱方

組方	藿香 10 克、蘇葉 10 克、薏苡仁 20 克、陳皮 10 克、蒼朮 10 克、生薑 5 克、薄荷 5 克、魚腥草 15 克、桔梗 10 克、生甘草 5 克
功效	芳香宣透，清熱解毒
適用人群	普通人群 預防為主

防瘟九味飲

組方	黃芪 12 克、蒼朮 6 克、防風 9 克、廣藿香 6 克、葛根 9 克、蘆根 6 克、板藍根 6 克、連翹 6 克、貫眾 6 克
功效	益氣健脾、芳香辟穢、清熱解毒
適用人群	適宜用於正常人群預防新型冠狀病毒感染和流感

海南省

口服防感湯

組方	黃芪 20 克、白朮 15 克、防風 6 克、金銀花 10 克、連翹 6 克、山藥 15 克、麥冬 15 克、甘草 5 克、藿香 10 克（後下）
功效	益氣健脾，清熱疏風散邪
適用人群	普通人群

香囊

組方	沉香、艾葉、艾絨、菖蒲、佩蘭等適量
功效	辟穢化濁，淨化空氣環境，預防瘟疫
適用人群	普通人群

山東省

醫護人員預防藥方

組方	黃芪 12 克、炒白朮 9 克、防風 6 克、太子參 12 克、雲苓 12 克、陳皮 6 克、連翹 9 克、金銀花 9 克、蘇葉 6 克、炙甘草 3 克
功效	益氣養陰，扶正固表
適用人群	適用於新冠密切接觸者及醫護人員

江西省

玉屏風散加味

組方	黃芪 12 克、防風 10 克、白朮 10 克、銀花 10 克、連翹 10 克、貫眾 6 克、佩蘭 10 克、陳皮 10 克、蒼朮 10 克、桔梗 10 克
功效	解毒、行氣、化濕為主
適用人群	用於健康人群、體質偏弱者、平素易感冒者、畏寒怕冷人群的預防，以及特殊人群中體弱易感兒童、偏寒體質兒童、老年人、某些慢性基礎病患者、密切接觸人員

代茶飲方

組方	太子參 3 克、金銀花 3 克、藿香 3 克、桔梗 3 克、甘草 3 克
功效	扶正祛邪，芳香辟穢
適用人群	普通人群預防

天津市

密切接觸者成人預防

組方 柴胡 18 克、黃芩 12 克、枳殼 12 克、桔梗 10 克、厚朴 12 克、檳榔 18 克、銀花 15 克、貫眾 10 克、草果 6 克、青皮 6 克、佩蘭 10 克、荷梗 6 克、黃芪 18 克、炙甘草 6 克

功效 解毒利咽，益氣健脾，辟穢化濁

適用人群 密切接觸新冠患者的人員

清感冬飲

組方 黃芪、虎杖、炒牛蒡子、射干、桔梗、赤芍、紫蘇葉、金銀花、焦山楂、甘草片、紅茶

此外另有：春飲花茶（茉莉花茶）以發散，夏飲綠茶以清熱，秋飲菊花茶以潤燥，冬飲紅茶（大紅袍）以溫煦。

功效 益氣固表、清熱
解毒、清咽利喉、宣肺止咳

適用人群 密切接觸者普通成人預防

清感童飲

組方 炒牛蒡子、炒薏苡仁、連翹、桔梗、赤芍、紫蘇葉、焦山楂、甘草片、薄荷、菊花

功效 疏風散熱、清咽利喉、宣肺止咳、健脾利濕

適用人群 密切接觸者兒童預防

浙江省

普通人群預防「疫病」推薦方

組方	黃芪9克、白朮9克、防風6克、金銀花9克、廣藿香9克、甘草6克
功效	益衛固表，解毒化濕
適用人群	普通人群，年老體弱者

茶飲方

組方	黃芪、白朮、蘆根、薄荷、藿香、荷葉和甘草7味中草藥組成
功效	益衛固表，清熱生津，化濕
適用人群	供普通人群飲用

七寶參（芪）蘇飲

組方	黃芪5克（成人或用生曬參片2克）、蘇葉3克、藿香3克、金銀花3克、陳皮2克、甘草2克，生薑三片
功效	預防呼吸道疾病
適用人群	普通人群，包括小兒，預防為主

雲南省

偏熱體質預防處方

組方 北沙參 15 克、桑葉 9 克、金銀花 9 克、桔梗 9 克、甘草 6 克
水煎服或取以上諸藥 1/3 劑量泡水代茶飲，每日一劑，連用 3 天為宜

功效 清火，生津，利咽

適用人群 偏熱體質人群

偏寒體質預防處方

組方 黃芪 15 克、炒白朮 15 克、防風 9 克、蘇葉 9 克、藿香 9 克、炙甘草 6 克水煎服，每日一劑，連用 3 天為宜

功效 補氣，固表，化濕

適用人群 偏寒體質人群

內蒙古

祛瘟清肺甘露代茶飲

組方 藍盆花、黃芩、金銀花等草藥為主

功效 預防瘟疫、清肺利咽、止咳平喘、調和體素、增強免疫力

適用人群 普通人群

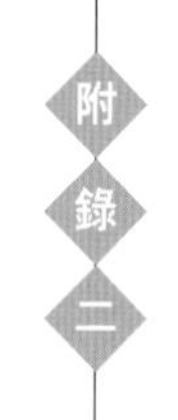

陝西省

中研益肺解毒湯

組方	黃芪 15 克、炒白朮 10 克、防風 6 克、炙百合 30 克、石斛 10 克、桔梗 10 克、蘆根 30 克、金銀花 10 克、連翹 30 克、白茅根 30 克、生甘草 6 克
功效	益氣固表、解毒生津
適用人群	適用於新冠流行期間成人預防，建議連服 15 天，預防效果最佳

中研清瘟護肺湯

組方	金銀花 15 克、連翹 15 克、大青葉 15 克、杏仁 10 克、浙貝母 15 克、桔梗 10 克、防風 10 克、 炒白朮 15 克、茯苓 15 克、黨參 15 克、竹葉 10 克、麥冬 15 克、玄參 15 克、蘇葉 10 克、茵陳 15 克、生甘草 6 克
功效	表裏同治、清補兼施、防治結合
適用人群	適用於新冠流行期間成人預防

兒童預防方

組方	黃芪 9 克、炒白朮 6 克、防風 3 克、玄參 6 克、炙百合 9 克、桔梗 6 克、厚朴 6 克、甘草 6 克
功效	益氣固表，化痰止咳
適用人群	適用於新冠流行期間普通兒童預防，連服 3-5 天

河南省

新冠流行期間正常人群的預防方

組方	蘆葦根 30 克、白茅根 30 克、甘草 10 克、桔梗 10 克、黃芪 10 克
功效	清熱生津，益氣養陰
適用人群	老人、兒童皆可服用

新冠流行期間特殊人群的預防方一

組方	藿香 3 克、陳皮 3 克、桑葉 3 克、蘆根 2 克、桔梗 3 克、甘草 2 克
功效	益氣健脾，清熱生津
適用人群	平素脾胃不和，或近期有腹脹，不思飲食，苔白膩等濕氣偏盛者。孕婦慎用

新冠流行期間特殊人群的預防方二

組方	黃芪 15 克、防風 10 克、炒白朮 15 克、前胡 10 克、藿香 10 克、薏苡仁 15 克、甘草 3 克
功效	益氣固表，健脾化濕
適用人群	平素易感冒，畏寒怕冷人群。孕婦慎用

新冠流行期間特殊人群的預防方三

組方	麥冬 5 粒、白菊花 2 朵、射干 2 克、桑葉 2 克、青果 2 克、貫眾 2 克。（代茶飲）
功效	滋陰，清熱，利咽
適用人群	流行期間普通人群，尤其適合伴咽喉不適、大便偏幹者。孕婦慎用

新冠流行期間特殊人群的預防方四

組方	黃芪9克、射干5克、北沙參9克、金銀花9克、蒼朮9克、藿香6克、貫眾5克。
功效	益氣，滋陰，清熱，化濕
適用人群	流行期間與新型冠狀病毒感染的肺炎患者接觸或慢性基礎病患者的預防。孕婦慎用

湖北省

藥物預防方

組方	黃芪15克、炒白朮9克、防風9克、金銀花9克、貫眾6克、佩蘭6克、陳皮6克、蘆根9克
功效	益氣固表，增強衛表抵抗病邪的能力
適用人群	普通人群

兒童預防方

組方	陳皮6克、炒白朮6克、金銀花6克、板藍根3克、藿香3克、蘆根6克、蘇梗6克
功效	益氣固表、清熱解毒
適用人群	兒童

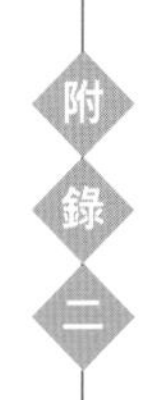

四川省

中藥預防「大鍋湯」一

組方	蘆根 30 克、荊芥 10 克、防風 10 克、射干 10 克、薄荷 10 克（後下）、炒白朮 10 克、廣藿香 10 克（後下）
功效	扶正兼以祛邪，祛邪兼以扶正
適用人群	普通人群

中藥預防「大鍋湯」二

組方	黃芪 15 克、荊芥 10 克、防風 10 克、廣藿香 10 克（後下）、蒼朮 10 克、射干 10 克
功效	扶正兼以祛邪，祛邪兼以扶正
適用人群	體弱人群

中藥預防「大鍋湯」三

組方	薄荷 5 克、蘆根 10 克、廣藿香 5 克（後下）、炒白朮 5 克、防風 5 克、桑葉 10 克
功效	扶正兼以祛邪，祛邪兼以扶正
適用人群	兒童

北京市

預防處方一

組方	麥冬 3 克、桑葉 3 克、菊花 3 克、陳皮 2 克；以上 4 味代茶飲 若用於群體預防性投藥，可加黃芪 10 克
功效	益氣養陰，清熱利咽
適用人群	成人，用於新冠流行期間普通人群的預防

預防處方二（代茶飲）

組方	金蓮花 2 朵、麥冬 5 粒、青果 2 顆（打碎）、白菊花 2 朵
功效	清熱，生津
適用人群	新冠流行期間的普通人群，尤其適合伴有咽喉不適、大便偏乾的成人。

預防處方三

組方	黃芪 9 克、北沙參 9 克、知母 9 克、金蓮花 5 克、連翹 9 克、蒼朮 9 克、桔梗 6 克
功效	益氣養陰，清熱散邪，健脾燥濕
適用人群	新冠流行期間與新型冠患者密切接觸者，或有慢性基礎病的成人新冠患者的預防

預防處方四（代茶飲）

組方	金銀花 3 克、蘆根 6 克、陳皮 2 克
功效	清熱生津，燥濕健脾
適用人群	流行期間普通兒童預防

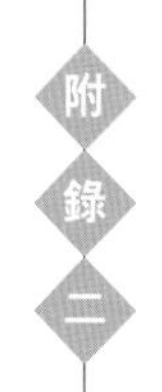

預防處方五

組方	麥冬3克、太子參6克、菊花3克、藿香6克、蘇葉6。以上5味代茶飲；或水煎200毫升，每日一次口服
功效	滋陰，清熱，化濕
適用人群	適用於流行期間普通成人人群的預防

預防處方六

組方	黃芪9克、北沙參9克、知母9克、連翹9克、蒼朮9克、蘇葉6克、藿香6克、薄荷3克（後下）。以上8味水煎200毫升，每日一次口服；或顆粒劑，按説明書服用。可以連續服用6天
功效	益氣健脾，清熱疏風散邪
適用人群	適用於流行期間有慢性病基礎病的人員、居家或集中隔離的醫學觀察人員及其管理人員、臨床一線醫務人員的預防

兒童中藥預防處方

組方	金銀花3克、蘆根6克、蘇葉3克。以上3味代茶飲或水煎後口服
功效	清熱生津，發表散寒
適用人群	流行期間普通兒童預防。本方劑量適用於5歲至10歲兒童

湖南省

預防 1 號方

組方	黃芪 15 克、白朮、連翹、山銀花各 9 克，藿香、石菖蒲、防風、甘草各 6 克
功效	益氣固衛，健脾和胃，辟穢化濕，清熱解毒
適用人群	針對成年人。孕婦禁用；在使用過程中如有任何不適則及時停用

預防 2 號方

組方	黃芪 30 克、山銀花 15 克、陳皮 9 克、大棗 5 枚、甘草 7 克
功效	培固正氣，兼以辟穢化濕，清解熱毒
適用人群	體虛易感冒者、老年人、兒童的預防用藥，可連服 5-7 天

山西省

小柴胡東加減

組方	柴胡 6 克、黃芩 6 克、半夏 6 克、黨參 6 克、防風 6 克、連翹 6 克、沙參 6 克、金銀花 6 克、生薑 6 克、甘草 6 克
功效	調和表裏，扶正解毒
適用人群	偏濕熱體質者

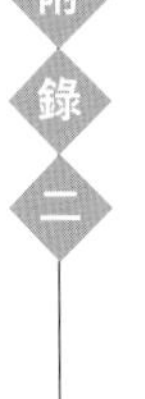

玉屏風散加減

組方	黃芪 12 克、白朮 9 克、防風 9 克、藿香 6 克、北沙參 12 克、金銀花 9 克、百合 12 克、貫眾 6 克、連翹 9 克
功效	益氣固表，扶正解毒
適用人群	偏氣虛體質者

黑龍江省

參花防疫飲

組方	太子參 10 克、藿香 10 克、金銀花 10 克、薏苡仁 10 克、桑葉 7.5 克、生薑 5 克
功效	補氣生津，清瘟解毒，祛化濕鬱，調中運脾
適用人群	適用於普通人群

扶正清瘟合劑

組方	黃芪 20 克、炒白朮 15 克、防風 10 克、金銀花 15 克、藿香 10 克
功效	扶正祛濕，清瘟解毒
適用人群	適用於普通或體弱人群

主要參考文獻

第一章

1. Caspani M. (2020). U.S. Coronavirus Threat Fuels Demand for Traditional Herbal Remedies. Retrieved from: https://www.reuters.com/article/us-health-coronavirus-usa-herbs-idUSKBN20W2GR
2. European Council. (2022). COVID-19: Travel Within the EU. Retrieved from: https://www.consilium.europa.eu/en/policies/coronavirus/covid-19-travel-in-the-eu/
3. JMIR Public Health Surveill. (2021). Telemedicine and the Use of Korean Medicine for Patients With COVID-19 in South Korea: Observational Study. Retrieved from: https://www.ncbi.nlm.nih.gov/pmc/articles/PMC7817255/
4. Paules C. I., Marston H. D., Fauci A. S. (2020). Coronavirus Infections More Than Just the Common Cold. JAMA, 323(8),707-8.
5. Takayama, S., Namiki, T., Ito, T., et al. (2021). Prevention and Recovery of COVID-19 Patients With Kampo Medicine: Review of Case Reports and Ongoing Clinical Trials. Retrieved from: https://www.frontiersin.org/articles/10.3389/fphar.2021.656246/full
6. Wang D. W., Hu B., Hu C., et al. (2020). Clinical Characteristics of 138 Hospitalized Patients with 2019 Novel Coronavirus-Infected Pneumonia in Wuhan, China. JAMA. 323(11), 1061-9
7. World Health Organization (2022). WHO Expert Meeting on Evaluation of Traditional Chinese Medicine in the Treatment of COVID-19. Retrieved from: https://cdn.who.int/media/docs/default-source/traditional-medicine/meeting-report---who-expert-meeting-on-evaluation-of-tcm-in-the-treatment-of-covid-192f7d2ba2-cfb8-4b00-90e3-41740cdbacb.pdf?sfvrsn=a77161d7_1&download=true
8. 中國中西醫結合急救醫學專業委員會、中國中西醫結合急救雜誌編輯委員會（2020）。中醫「三證三法」診治新型冠狀病毒肺炎專家意見。中華危重病急救醫學，32(06)，641-5。 DOI: 10.3760/cma.j.cn121430-20200529-00476
9. 中醫藥管理局（廣西壯族自治區）（2022）。中醫藥抗疫彰顯中國方案優勢：實踐中形成「有機制、有團隊、有措施、有成效」的中

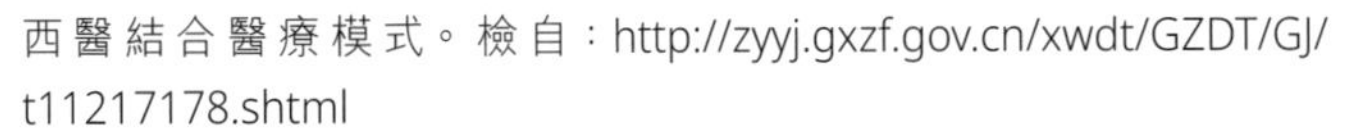
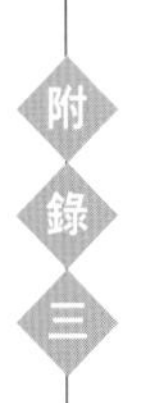

西醫結合醫療模式。檢自：http://zyyj.gxzf.gov.cn/xwdt/GZDT/GJ/t11217178.shtml

10. 尚曉敏（2020）。《抗擊新冠肺炎疫情的中國行動》白皮書。檢自：http://www.mod.gov.cn/big5/regulatory/2020-06/07/content_4866398.htm
11. 河北省衞生健康委員會（2021）。中藥製劑助力新冠肺炎疫情防控。檢自：http://wsjkw.hebei.gov.cn/html/zwyw/20211115/383898.html
12. 馬珂（2021）。《海南省新冠肺炎中醫藥預防建議方案》發佈。檢自：http://hi.people.com.cn/BIG5/n2/2021/0810/c231190-34860340.html
13. 黃惠勇、肖文明、王穎異、蔡宏坤、陳娟、譚涵宇（2020）。湖南省新型冠狀病毒肺炎患者中醫藥救治情況分析報告。湖南中醫藥大學學報，40(03)，255-8。
14. 國家中醫藥管理局（2021）。國家中醫藥管理局就近期中醫藥參與新冠肺炎疫情防控救治有關情況舉行新聞發佈會。檢自：http://bgs.satcm.gov.cn/gongzuodongtai/2021-12-16/23633.html

第二章

15. 王玉光，齊文升，馬家駒，阮連國，盧幼然，李旭成等（2020）。新型冠狀病毒肺炎中醫臨床特徵與辨證治療初探。中醫雜誌。(04)，281-285。doi:10.13288/j.11-2166/r.2020.04.002。
16. 中國中西醫結合急救醫學專業委員會，中國中西醫結合急救雜誌編輯委員會（2020）。中醫「三證三法」診治新型冠狀病毒肺炎專家意見。中華危重病急救醫學，32 (06)，641-5。doi: 10.3760/cma.j.cn121430-20200529-00476。
17. 呂文亮，徐宜兵編（2014）。中醫基礎理論。北京：人民衞生出版社。
18. 李志軍（2020）。新型冠狀病毒肺炎「三證三法」的理論內涵。實用休克雜誌（中英文），(04)，197-9。doi:CNKI:SUN:SYYW.0.2020-04-002。
19. 苗青，叢曉東，王冰，王玉光與張忠德（2020）。新型冠狀病毒肺炎的中醫認識與思考。中醫雜誌，（04），286-8。doi:10.13288/j.11-2166/r.2020.04.003.
20. 國家衞生健康委員會辦公廳，國家中醫藥管理局辦公室（2022）。新型冠狀病毒肺炎診療方案（試行第九版），檢自：https://www.gov.cn/zhengce/zhengceku/2022-03/15/5679257/files/49854a49c7004f4ea9e622f3f2c568d8.pdf。

21. 高峰，來薛，王彬等。（2021） 新型冠狀病毒肺炎中醫辨證施治的概述與探討。國際中醫中藥雜誌。43(9)，935-40。doi:10.3760/cma.j.cn115398-20200608-00099。
22. 梁元齡（2022 年 1 月 17 日）。《新冠肺炎症狀比較表》Delta、Omicron症狀跟感冒怎麼分。康健雜誌。檢自：https://www.commonhealth.com.tw/article/85684。
23. 張哲儒，李威毅，黃頌儼，羅綸謙，柯富揚，孫茂峰，楊仁宏（2020）。中醫在 SARS 及 COVID-19 嚴重流行疫病臨床應用之系統性回顧。檢自： https://www.nricm.edu.tw/var/file/0/1000/attach/4/pta_2398_2371013_85120.pdf。
24. 楊道文，李得民，晁恩祥及張洪春（2020）。關於新型冠狀病毒肺炎中醫病因病機的思考。中醫雜誌，（07），557-60。doi:10.13288/j.11-2166/r.2020.07.002。
25. 雷鳴，姚守恩，雷小寧，雪彥鋒，劉軍，孟靈傑及劉建平（2022）。新型冠狀病毒肺炎多地患者中醫證型分佈的系統分析及規律淺探。湖北中醫雜誌，（01），56-62。doi:CNKI:SUN:HBZZ.0.2022-01-017。

第三章

26. 王琦（1995）。中醫體質學。北京：中國醫藥科技出版社。
27. 倪青（2001）。脾胃腎虛生痰濕祛痰利濕重健脾——治療糖尿病高脂血癥的經驗。遼寧中醫雜誌，28（04），195-6。doi:10.13192/j.ljtcm.2001.04.4.niq.001.
28. 王琦（2005）。九種基本中醫體質類型的分類及其診斷表述依據。北京中醫藥大學學報，28(04)，1-8。doi:CNKI:SUN:JZYB.0.2005-04-001.
29. 金志春（2006）。張仲景婦科血瘀學説學術思想探析。遼寧中醫雜誌，33（09），1088-90。 doi:10.13192/j.ljtcm.2006.09.36.jinzhch.019.
30. 靳琦（2006）。發微於理論體悟於臨證——王琦教授辨九種體質類型論治經驗。中華中醫藥雜誌，21（05），284-8。doi:CNKI:SUN:BXYY.0.2006-05-010.
31. 朱星、廖榮鑫（2007）。脾胃濕熱證探析。江蘇中醫藥，39（09），61-62。 doi:CNKI:SUN:JSZY.0.2007-09-045.
32. 王琦、朱燕波（2009）。中國一般人群中醫體質流行病學調查。中華中醫藥學雜誌。24（1）， 7-12。
33. 脱長寧、高佩媛、徐春茂（2010）。論中醫體質學在疾病預防控制中的意義。按摩與康復醫學，1（24），21-22。

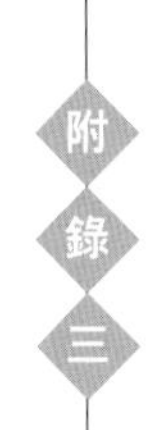

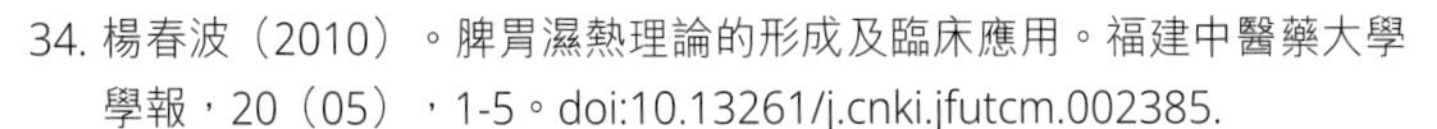
34. 楊春波（2010）。脾胃濕熱理論的形成及臨床應用。福建中醫藥大學學報，20（05），1-5。doi:10.13261/j.cnki.jfutcm.002385.
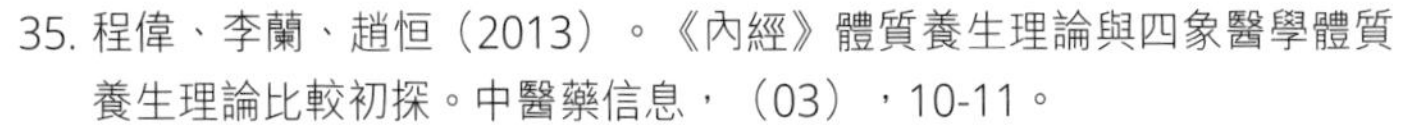
35. 程偉、李蘭、趙恒（2013）。《內經》體質養生理論與四象醫學體質養生理論比較初探。中醫藥信息，（03），10-11。
36. 何紅霞、張麗娟、范恒（2020）。新型冠狀病毒肺炎患者中醫體質研究。中醫學報， 35（08），1594-7。doi:10.16368/j.issn.1674-8999.2020.08.355.
37. 黃韻婷、吳煜明、凌敏基、黃譚智媛（2020）。香港人體質改變對新冠肺炎的啟示。香港中醫雜誌，15（2）。
38. 任爽、劉妍彤、張杰（2021）。痰濕現代醫學本質述析。中國中醫基礎醫學雜誌，27（09），1515-8。doi:10.19945/j.cnki.issn.1006-3250.2021. 09.039.
39. 李少峰、黃春燕、印健銘、查青林、劉良徛 、蘭智慧（2021）。95例新型冠狀病毒肺炎患者中醫體質類型分布研究。 亞太傳統醫藥，17（09），3-6。doi:CNKI:SUN:YTCT.0.2021-09-002.
40. 尚羅鋭、杜超、劉宇寒、周方圓、楊勝蘭（2021）。重型和危重型新型冠狀病毒肺炎患者中醫體質與證候類型及臨床特徵相關性分析。遼寧中醫藥大學學報，23（04），61-64。doi:10.13194/j.issn.1673-842x.2021.04.015.
41. 鄭芳萍、李娜芬、李晨瑤、陳秋旻、林寶華、姚向陽…陳學勤。（2022）。基於真實世界研究廈門本土 183 例新型冠狀病毒 Delta 變異株感染患者的臨床特征及中醫體質分佈規律。中醫藥通報，21（02），41-5。doi:10.14046/j.cnki.zyytb2002.2022.02.012.

第四章

42. World Health Organization (2021). Coronavirus Disease (COVID-19): Post COVID-19 Condition. Retrieved from: https://www.who.int/news-room/questions-and-answers/item/coronavirus-disease-(covid-19)-post-covid-19-condition
43. 甘肅省健康衛生委員會（2022）。關於印發《甘肅省新型冠狀病毒肺炎恢復期患者功能康復方案（試行版）》的通知。檢自：http://wsjk.gansu.gov.cn/wsjk/c113472/202201/1954486.shtml
44. 湖北省中醫院（2020）。湖北省中醫院發佈新冠肺炎恢復期康復指引。 檢 自：https://www.hubei.gov.cn/zhuanti/2020/gzxxgzbd/qfqk/202003/t20200306_2173685.shtml

45. 田霞、李魯平、王巖、李伯君、于成文、郭曉葦、鄭佳連與盧秉久（2022）。遼寧省集中收治新型冠狀病毒肺炎的中醫臨床特點淺析。當代醫學，28，81-84。doi: 10.3969/j.issn.1009-4393.2022.03.031
46. 白淑連（2016）。肺熱咳嗽方治療的臨床觀察。醫學信息，29，184。doi: 10.3969/j.issn.1006-1959.2016.11.129
47. 朱文鋒編（2017）。臟腑辨證。中醫診斷學。北京：中國中醫藥出版社。
48. 吳勉華、石岩編（2021）。肢體經絡病證。中醫內科學。北京：中國中醫藥出版社。
49. 宋忠陽、雍文興、李娟、張利英、王功臣、王慶勝、劉永琦、牛軍強、張志明（2020）。甘肅地區 60 例普通型新型冠狀病毒肺炎患者中醫證候規律分析。中國中醫藥信息雜誌，27（7），29-33。
50. 林宥廷、李玉梅、楊毅玲、田露與藏妍妍（2013）。失眠與中醫體質關係的研究。北京中醫藥大學學報，36，450-2。doi: 10.3969/j.issn.1006-2157.2013.07.005
51. 胡隨瑜（2009）。抑鬱症中醫辨證分型研究與思考。中國中西醫結合雜誌，29（3），199-200。
52. 高倩林、路平（2021）。75 例新型冠狀病毒肺炎患者中醫證候及病因病機分析。中國中醫急症，30，8-9。doi: 10.3969/j.issn.1004-745X.2021.01.003
53. 張濱斌、寇蘭俊、梁晉普與劉清泉（2011）。306 例頭暈患者的臨床資料及中醫證候分析。中國中西醫結合急救雜誌，18，237-238。doi: 10.3969/j.issn.1008-9691.2011.04.018
54. 黃遠程、廖柳、黃超原、朱朝陽、蔣凱林、莊昆海、李培武與劉鳳斌（2020）。基於數據挖掘治療腹瀉中成藥的用藥規律研究。中國中醫急症，29，1149-53。doi: 10.3969/j.issn.1004-745X.2020.07.007
55. 趙亮（2020）。淺析經方對新型冠狀病毒肺炎的辨治思路。中國民間療法，28（5），1-2。
56. 蘇鳳哲、李敏、王培與路喜善（2020）。論痰濕在新冠肺炎發病中的作用及對策。中醫臨床研究，12，68-70。doi: 10.3969/j.issn.1674-7860.2020.06.028

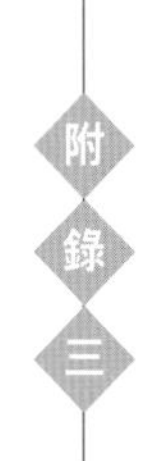

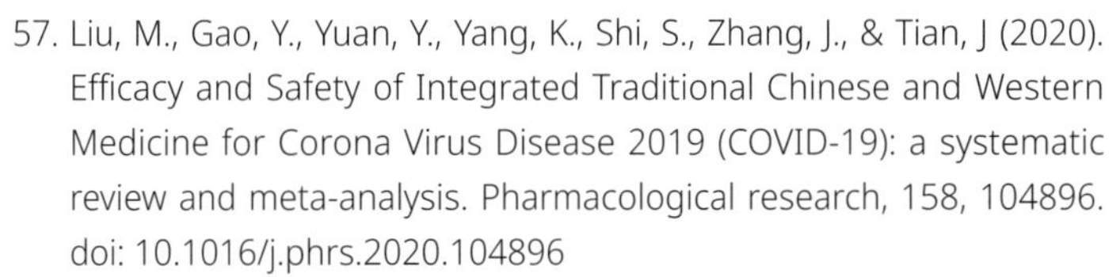
57. Liu, M., Gao, Y., Yuan, Y., Yang, K., Shi, S., Zhang, J., & Tian, J (2020). Efficacy and Safety of Integrated Traditional Chinese and Western Medicine for Corona Virus Disease 2019 (COVID-19): a systematic review and meta-analysis. Pharmacological research, 158, 104896. doi: 10.1016/j.phrs.2020.104896

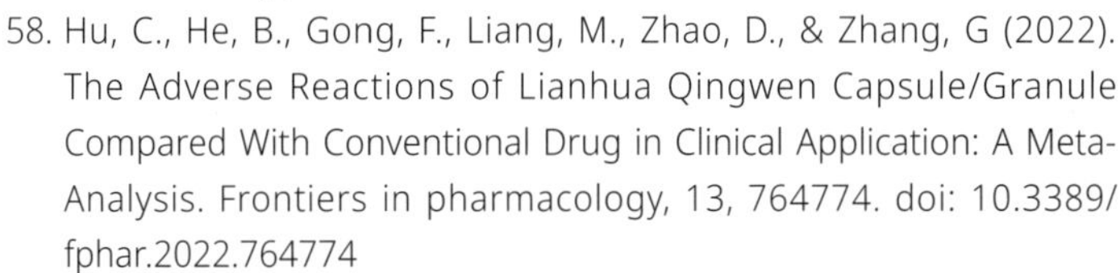
58. Hu, C., He, B., Gong, F., Liang, M., Zhao, D., & Zhang, G (2022). The Adverse Reactions of Lianhua Qingwen Capsule/Granule Compared With Conventional Drug in Clinical Application: A Meta-Analysis. Frontiers in pharmacology, 13, 764774. doi: 10.3389/fphar.2022.764774

59. 成蕾，劉洪，王婷婷，吳新玉，鄧艷，李煉，徐永壽，葉林虎（2021）。連花清瘟製劑化學成分、藥理作用、臨床應用的研究進展。中成藥，43(12)，3409-16。

60. 李婭，侯小濤，康淑卿，劉苔（2022）。連花清瘟膠囊治療呼吸道感染伴發熱的效果及安全性 [J] 。臨床合理用藥雜誌，15(04)，67-69。DOI: 10.15887/j.cnki.13-1389/r.2022.04.021.

61. 金花清感顆粒產品説明書

62. 連花清瘟膠囊產品説明書

63. 國家藥品監督管理局（2002）。藿香正氣片。國家中成藥標準彙編（內科肺系，（一）分冊）。中國：國家藥品監督管理局

64. 湖南省藥學會（2020）。新冠肺炎診療方案治療藥物資訊匯編（第二版）。檢自：https://www.hnysfww.com/mobile/article.php?id=1827。

65. 張佳瑩，李麗，汪曉軍，李秀惠，金榮華，馮英梅（2021）。金花清感顆粒治療成人新型冠狀病毒肺炎患者的多中心前瞻性隊列研究。北京醫學，43(09)，866-70。doi: 10.15932/j.0253-9713.2021.09.008

66. 張怡穎，崔唐明，許吉（2022）。連花清瘟製劑上市後臨床再評價文獻分析。中成藥，44(02)，549-54。

67. 黃雍，胡楚琦，李玉星，肖子曾，戴冰（2017）。藿香正氣方不同組方及劑型的臨床應用。中國醫藥導刊，19(12)，1385-8。

中醫藥食療手冊

新冠肺炎的預防和復康調理

統籌
香港中藥藥劑師協會

主編
區靖彤 博士

責任編輯
梁卓倫

裝幀設計、排版
鍾啟善

出版者
萬里機構出版有限公司
香港北角英皇道 499 號北角工業大廈 20 樓
電話：2564 7511　　傳真：2565 5539
電郵：info@wanlibk.com
網址：http://www.wanlibk.com
http://www.facebook.com/wanlibk

發行者
香港聯合書刊物流有限公司
香港荃灣德士古道 220-248 號荃灣工業中心 16 樓
電話：2150 2100　　傳真：2407 3062
電郵：info@suplogistics.com.hk
網址：http://www.suplogistics.com.hk

承印者
美雅印刷製本有限公司
香港觀塘榮業街 6 號海濱工業大廈 4 樓 A 室

出版日期
二〇二二年五月第一次印刷
二〇二三年一月第二次印刷

規格
特 32 開（210 mm ×140 mm）

Published and printed in Hong Kong, China.
ISBN 978-962-14-7427-8